Traitement de la Lèpre

par

Le Palétuvier ou Manglier rouge

par

Le Docteur MATIAS DUQUE

DIRECTEUR ET MÉDECIN
DE L'HÔPITAL DE SYPHILIS ET MALADIES VÉNÉRIENNES San Antonio
COLONEL DE SANTÉ MILITAIRE DE L'ARMÉE LIBÉRATRICE DE CUBA
ET LAURÉAT DE L'UNIVERSITÉ DE LA HAVANE.

PARIS
IMPRIMERIE EDMOND DUBOIS & Cie
25, *Rue des Grands-Augustins*, 25

1905

TRAITEMENT DE LA LÈPRE

PAR

PALÉTUVIER OU MANGLIER ROUGE

Traitement de la Lèpre

par

Le Palétuvier ou Manglier rouge

par

Le Docteur MATIAS DUQUE

DIRECTEUR ET MÉDECIN
DE L'HÔPITAL DE SYPHILIS ET MALADIES VÉNÉRIENNES San Antonio
COLONEL DE SANTÉ MILITAIRE DE L'ARMÉE LIBÉRATRICE DE CUBA
ET LAURÉAT DE L'UNIVERSITÉ DE LA HAVANE.

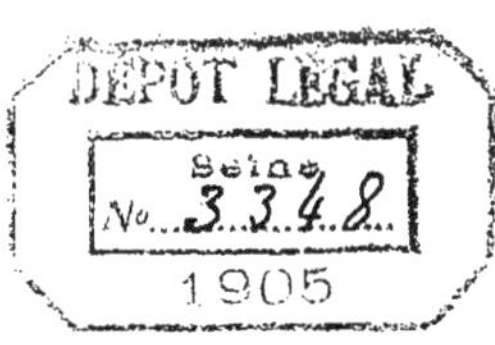

PARIS
IMPRIMERIE EDMOND DUBOIS & Cie
25, Rue des Grands-Augustins, 25

1905

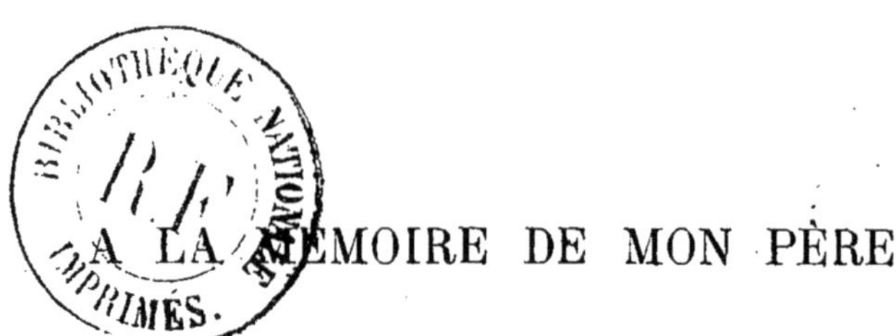

A LA MÉMOIRE DE MON PÈRE

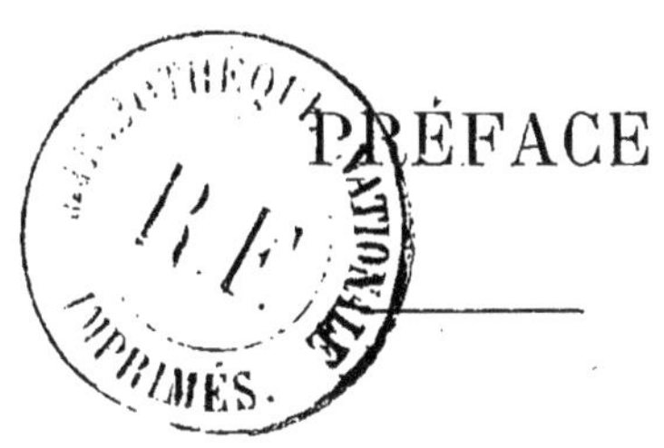

PRÉFACE

Un devoir d'affection et une juste rétribution de la distinction par laquelle mon ancien élève et affectueux collègue, le Docteur Matias Duque, a voulu m'honorer, en me priant de faire un avant-propos pour son beau travail : " Traitement de la Lèpre par le Manglier rouge ", *m'obligent à accepter ce que j'aurais refusé dans tout autre cas pour des raisons faciles à comprendre.*

L'affection dont le Docteur Duque m'a toujours donné des preuves évidentes, et le fait d'avoir entrepris, pendant plus de quatre ans, sur des malades de ma clientèle, et pendant deux ans et demi à la tête de l'Inspection, l'étude clinique des applications du Manglier rouge dans la Lèpre, ont été, sans aucun doute, les motifs que l'auteur de ce travail a eus pour me désigner afin de présenter son œuvre au public.

Je ne me suis pas cru en droit, étant donné ces raisons, pour refuser une aussi haute distinction.

Ceux qui liront les modestes et simples réflexions qui précèdent le beau travail du Docteur Duque, trouveront bien employé le temps très court qu'ils consacreront à la lecture de la préface, car elle précède un travail clinique d'importance réelle et d'une valeur incontestable au point de vue littéraire.

Une triste maladie, qui ne peut être comparée à aucune autre par son aspect, par la terrible lenteur avec laquelle, sous n'importe laquelle de ses formes, elle mène au tombeau le malade qu'elle saisit, et par l'étendue géographique qu'elle comprend, a mérité, de tout temps, dans tous les pays et dans tous les états de culture humaine, le soin scrupuleux avec lequel les hommes de science, qui se sont consacrés à l'art de guérir, ont envisagé la question du traitement de la Lèpre.

On peut affirmer, en revoyant la littérature de cette question parvenue jusqu'à nous, que, depuis les temps bibliques jusqu'au XXe siècle, — à l'aube duquel l'électricité prétend remplacer la copieuse thérapeutique pharmacologique, arme sans tranchant, que l'on a employée contre la Lèpre —, qu'on ne peut attribuer à aucun agent la gloire d'être un remède efficace contre une maladie aussi triste, contre laquelle le Docteur Duque dirige une thérapeutique qu'il considère comme remède spécifique.

Mes propres expériences dans ma clientèle particulière, le soin scrupuleux avec lequel j'ai suivi les expériences sur le Palétuvier ou Manglier rouge, effectuées dans l'Hôpital de San-Lázaro, m'ont apporté la plus profonde conviction sur la valeur du Manglier rouge, comme agent thérapeutique de la Lèpre.

Il faut, de toute nécessité, entrer dans la division classique de la Lèpre, en acceptant la classification simple et naturelle en Lèpre tuberculeuse, Lèpre nerveuse *et* Lèpre mixte.

Il est indispensable, de même, de diviser les cas suivant la période de la maladie dans laquelle ils se trouvent; c'est la seule façon de pouvoir affirmer quelque chose de décisif sur la plus ou moins grande efficacité de "l'Extrait du Palétuvier ou Manglier rouge", sur le traitement.

C'est pour moi un fait démontré que le Manglier rouge peut guérir et guérit certaines formes de Lèpre et à certaines périodes de la maladie.

Sous d'autres formes, et lorsque la maladie a progressé suffisamment, ni le Manglier rouge, ni aucun autre agent thérapeutique connu ne peuvent la modifier. Et cette circonstance s'observera encore avec des médicaments qui sont préconisés comme spécifiques contre d'autres maladies: mercure, iodure, quinine, etc., etc.

Les cas que j'ai vu céder avec une étonnante rapidité, étant donné le caractère chronique de cette maladie, sont les formes qui correspondent à la Lèpre nerveuse.

Dans les formes mixtes, et très au début, des modifications très perceptibles dans le sens favorable se réalisent, et, dans certains cas même, la modification favorable est telle qu'il serait possible de la considérer comme une guérison.

Dans les formes franchement tuberculeuses, et au début aussi, on obtient une certaine amélioration, surtout si l'on associe à ce médicament l'huile de Chaulmoogra.

Dans les cas avancés et anciens, je n'ai jamais vu se produire d'améliorations appréciables.

C'est là l'exposé sincère et véridique de mon opinion sur ce sujet controversé, et ce résultat est un brillant succès, étant donné l'inutilité constante et permanente des autres moyens que l'on emploie contre la Lèpre.

Je félicite MM. les Docteurs Duque et Moreno de la constance, du zèle et de la persévérance avec lesquels ils ont soutenu le prestige indubitable que ce moyen thérapeutique a conquis entre les mains de ceux qui, sans parti pris, ont entrepris son emploi, et je considère que le Manglier rouge peut, mieux que tout autre médicament, s'attribuer la gloire d'être un remède efficace pour les formes et périodes que je viens de signaler.

J'avoue qu'il y a encore beaucoup à faire dans la voie de l'expérimentation d'un médicament qui, à d'autres points de vue, est parfaitement inoffensif, qui est facile à administrer et qui, lorsqu'il ne guérit pas, ne fait pas de mal.

La Havane, Juin 1905

Dr MANUEL BANGO Y LEON.
Ex-Professeur de Clinique Chirurgicale
et Directeur du Sanatorium Covadonga.

Je ne prétends pas honorer en aucune façon les personnes que je cite ici, mais l'ingratitude n'est pas mon fait, et, en voulant faire hommage de ma reconnaissance à ceux qui m'ont aidé dans le dur labeur que le Docteur Moreno et moi avons entrepris, pour démontrer que la thérapeutique de la Lèpre compte un nouvel agent qui paraît être le spécifique de ce mal, je leur dédie la première page de mon œuvre.

Et je dirai avec Shakespeare : " bien que pauvre dans ma façon de les remercier, je le ferai néanmoins."

Ceux qui, dans les premiers temps de mon travail, lorsqu'ils n'avaient pas d'autres renseignements que mes affirmations, n'hésitèrent pas, et m'aidèrent en m'éclairant et en m'encourageant, ce dont j'avais tant besoin, occupent une place de préférence dans mes souvenirs : mon cher maître le Docteur Manuel Bango; mon collègue, le Docteur Aristides Agramonte, le Général américain Docteur Léonard Wood, chef du Gouvernement provisoire à Cuba, le Général cubain M. José Miguel Gomez et le Docteur Orestes Ferrara. Ces hommes de grand cœur et de grande intelligence n'hésitèrent pas à prêter leur concours à cette œuvre, et ils n'attendirent pas, comme l'auraient fait de pauvres esprits, le succès pour donner ensuite leur appui ; c'est pour cette raison qu'ils voulurent que le traitement « Moreno-Duque » fut étudié.

J'exprime à MM. les Docteurs Antonio Diaz Albertini, Gustavo Duplessis, José Presno, Alfonso Betancourt et Enrique Saladrigas, ma sincère reconnais-

sance pour avoir accepté la peine de critiquer les essais de mes études, à la Léproserie de la Havane.

Il me faut nommer spécialement l'illustre homme politique M. Manuel Sanguily, par l'appui et le courage qu'il m'a donnés aux jours les plus difficiles.

Mon cher compagnon d'études, le Docteur Antonio Moreno, m'a prêté son puissant concours pour la rédaction de ce travail et y a contribué par ses observations, ses expériences et ses conseils éclairés.

Monsieur le Président,

Illustres Collègues,

Je connais beaucoup de personnes, je suis en relation avec elles depuis longtemps, et, cependant, rien ne me lie à elles ; en revanche, il en est d'autres que je ne connais pas, que je n'ai même pas vues, et que, cependant, j'estime et apprécie tout particulièrement. Et savez-vous pourquoi ? Parce que j'estime que l'on doit aimer ou non les gens par ce qu'ils ont été, par ce qu'ils sont, et par ce qu'ils peuvent être demain. Une vie consacrée au travail, quel qu'il soit, pleine de vertus, en lutte honnête contre les vicissitudes de l'existence, guidée par des sentiments généreux et élevés, faisant, en même temps que son propre bien, celui d'autrui, suffit à être appréciée, même si on ne connaît pas personnellement, directement, celui qui a une telle existence.

Par ce que je sais de vous, par ce qui m'a été dit sur votre vie, vous êtes dignes de la plus haute considération. Quand ce ne serait que par cet état d'esprit à votre égard, je vous demande la bienveillance ; et encore plus parce que je vous dérange, que je vous distrais de vos occupations, si nombreuses, et parce que vous m'accordez le grand honneur de permettre que ce modeste travail soit lu, sans compter les conditions qui me permettent de ne pas vous lasser. Je dois aussi vous affirmer que, si je n'étais pas convaincu de l'utilité de cette étude, bien qu'elle soit pleine de lacunes que je déplore de ne pouvoir combler, je ne l'apporterais pas devant vous; mais j'ai l'espoir qu'elle méritera l'honneur que vous vous occupiez d'elle, en prenant ce qu'elle peut avoir de bon et en corrigeant, ou en en rectifiant les imperfections ou les défauts, grâce à vos connaissances, à vos talents et aux moyens d'investigation plus complets dont vous pourriez disposer.

Au troisième Congrès Pan-Américain de Médecine et Chirurgie, qui a eu lieu dans cette ville en février 1901, nous avons présenté, le Docteur Moreno et moi, un travail sur le traitement de la Lèpre par le palétuvier ou manglier; je le présente maintenant à votre Corporation avec l'intention de le faire connaître davantage et de mettre les praticiens du monde entier à même d'apprécier la bonté de ce traitement.

TRAITEMENT DE LA LÈPRE PAR LE PALÉTUVIER OU MANGLIER ROUGE

Historique

Cette découverte a été purement effet du hasard ; c'est un remède ancien et vulgaire dans les campagnes de la partie centrale de la République de Cuba et dont j'entendis parler lorsque je servais dans l'armée qui libéra cette terre ; à la même époque, le Docteur Antonio Moreno en eut connaissance à Cayo Hueso par M. Guichard, pharmacien, qui insista auprès de mon cher collègue pour qu'il l'étudiât, ce qu'il fit, en commençant alors ses travaux.

La guerre terminée, je retournai à la ville de La Havane, où je trouvai dans un état lamentable, une amie très chère, que cette terrible maladie avait attaquée depuis 22 ans ; c'est là le motif pour lequel je me suis occupé déjà à l'époque où j'étais étudiant de l'étude de cette maladie, jusqu'ici fatale.

D'accord avec le Docteur Moreno, je commençai à administrer, sans aucun espoir, à cette amie, l'extrait mou du manglier rouge, sous forme de pilules. Quatre mois plus tard, la malade était encore une lépreuse très marquée, mais son état général s'était considérablement amélioré et son poids et ses forces avaient augmenté ; la suppuration des ulcères et des lépromes ulcérés (150 de diverses grandeurs) avait diminué, et l'on observait une tendance marquée vers la cicatrisation ; l'infiltration de la peau et des lépromes non ulcérés était suffisamment effacée ; les douleurs musculaires (lépralgies) et la fièvre opiniâtre qu'elle avait, avaient cessé ; la malade était agile et dispose ; la sensation constante de sommeil et d'assoupissement qu'elle éprouvait auparavant était totalement disparue ; en un mot, il semblait que la maladie était jugulée. Il me restait la très grande crainte, en qualité de familier et de médecin de la malade, que cette amélioration ne fût qu'une de ces régressions spontanées que l'on observe parfois dans cette maladie : mais, malgré cela, je pris la décision de poursuivre les expériences avec plus d'ampleur. Nous choisîmes d'autres cas, le Docteur Moreno et moi, et nous commençâmes, par suite de difficultés pécuniaires, une série de recherches et d'expériences mal conduites ; toutefois, deux ans plus tard, tous nos patients s'étaient notablement améliorés, et quelques-uns, ceux qui étaient dans les meilleures conditions, par suite du peu de temps écoulé depuis le début de leur maladie, ou parce que leurs organismes avaient opposé une résistance plus grande aux progrès du mal, étaient presque guéris ; parmi ceux-là était la personne amie dont je viens de parler, sur le corps de laquelle on compte aujourd'hui 150 cicatrices, ses sourcils et ses cils étant repoussés ; son visage est normal, gai, heureux, et, lorsqu'elle se promène dans les rues de La Havane, personne ne pourrait penser qu'elle a souffert d'un mal aussi terrible.

Botanique

« Palétuvier ou manglier rouge de cordonnier » (Mangle rojo de zapatero), « Rhizophora Mangle », classé par Linné qui admit le nom vulgaire comme nom d'espèce, parce qu'il était plus connu et aussi pour le distinguer des végétaux du même genre d'Europe.

En France, il est connu vulgairement sous le nom de « Palétuvier ». Au Brésil, on l'appelle « Mangle Amarillo » (palétuvier jaune) ; dans les Colonies françaises « Manglier. » En Amérique du Nord et dans les Colonies anglaises, « Mangrove » et, dans la partie occidentale du Mexique, « Mangle Candelon », ou « Candelon » seulement.

Le palétuvier croît sur presque toutes les côtes tropicales d'Amérique et il a certainement attiré l'attention des Conquérants, car presque tous les voyageurs en parlent : le célèbre chroniqueur Oviedo dit : « que le palétuvier est un des meilleurs arbres qu'il y ait dans ces régions, et qu'il est commun dans les îles des tropiques ». Le mot Mangle paraît être, sans aucun doute, un mot indien. Le genre Rhizophora fut créé par Linné, plus tard placé par Jussieu dans les Caprifoliacées et ensuite, par Rochord, dans les Loranthacées. En 1884, R. Brown crut que c'était le type d'un nouvel ordre qu'il appela Rhizophoracées. Cette plante appartient au type angiospermes, classe dicotylédones et à la famille Rhizophoracées. Cette famille est formée de 17 genres et de 50 espèces, toutes tropicales ou de climats pas trop froids, croissant pour la plupart dans les endroits marécageux et près des côtes. Le Manglier, un des genres de la famille des Rhizophoracées, constitue, par lui-même, une espèce. Il est fixé au sol au fond des marécages, par des racines adventives très résistantes et d'écorce moins résistante que celle de la tige.

Cet arbre, qui mesure, en général, de 12 à 14 pieds de hauteur, en atteint parfois 20 et même plus. Il est de sommet un peu arrondi aux branches étendues; il croît dans les bois parfois impénétrables, et s'étend sur des distances de plusieurs milles sans la moindre interruption; beaucoup de ses racines sont aériennes. Le tronc est rarement dépourvu de branches. Il est plus ou moins droit et est couvert d'une écorce résistante, d'une épaisseur de plus d'un pouce, de couleur rougeâtre, et de disposition irrégulière ; il y existe des crevasses par lesquelles s'écoule une sorte de résine qui se coagule à l'air; les pousses et les branches jeunes sont généralement lisses et de couleur brun rougeâtre, couvertes d'une sorte de pollen qui reste collé aux doigts, lorsqu'on passe les doigts fortement. Les feuilles sont opposées et coriacées, vivant un ou deux ans, de forme ovale et elliptique, un peu arrondies à leur extrémité libre, se rétrécissant sensiblement et graduellement à la base; elles ont de trois à cinq pouces de longueur et un à deux de largeur; les pétioles ont de un demi-pouce à un pouce. Les fleurs, qui existent toute l'année, sont pédonculées et naissent dans les angles des feuilles tendres, avec des pédoncules forts et gros; les pédicules sont courts, ce qui fait paraître les fleurs sessiles, avec, à la base, une collerette formée de bractées latérales soudées; ces fleurs sont hermaphrodites, blanchâtres ou de couleur jaune pâle, au nombre de deux ou trois sur chaque pédoncule; elles portent quatre étamines.

Le fruit est allongé, clariforme et monosperme; enfin, la germination de la graine se fait dans le fruit même, avant de se détacher de l'arbre.

Tous ceux qui voient, pour la première fois, une forêt de palétuviers sont étonnés, car elle se présente en hauteur sur le terrain par suite des nombreuses arcades des racines, pour former un véritable labyrinthe dans leurs troncs, par suite de l'infinité des racines verticales, qui descendent des branches autour d'eux. Ceux qui ont vu des bois de palétuviers savent très bien que le flux de la mer couvre ces racines aériennes et que de nombreux mollusques divers s'y fixent, mollusques que l'on aperçoit lorsque le reflux de la mer les laisse à découvert. Le fruit du palétuvier est doux et agréable et son suc fermenté produit un vin exquis pour certains.

Comme ce travail est plutôt clinique, nous croyons suffisants ces renseignements botaniques.

Usages du Palétuvier ou Manglier rouge

L'industrie du tannage utilise beaucoup cette plante ; la grande quantité de tannin qu'elle contient, ainsi que sa matière colorante, la rendent très utile pour cet usage industriel.

Nos paysans l'utilisent, depuis très longtemps, en décoction, contre les fièvres paludéennes, les catarrhes intestinaux, dans les hémoptysies, dans le pansement des blessures, des ulcères ; dans la région centrale de cette île, elle est employée contre la lèpre ; elle est également utilisée comme hémostatique. Nous (le Docteur Moreno et moi) l'avons utilisée suivant ces pratiques empiriques et elle ne nous a donné de bons résultats, en dehors de la lèpre, que dans les cachexies paludéennes, dans les anémies infantiles produites par le lymphatisme ou la mauvaise alimentation, dans les entérites catarrhales chroniques et aigües. Elle n'a pas d'action bienfaisante sur les voies respiratoires. Dans les infarctus hépatiques et spléniques, quand ils sont d'origine paludéenne, c'est un bon auxiliaire de la thérapeutique de ces états pathologiques, en accélérant la guérison ; dans certaines albuminuries simples, c'est-à-dire sans lésions rénales, le palétuvier rouge rend de bons services. Nous l'avons également utilisée comme tonique, soit en extrait, soit en infusion, ou encore en vins ou élixirs, et les résultats ont été très favorables.

Effets physiologiques

Je ne peux en dire que peu, très peu, des effets physiologiques du palétuvier ou manglier rouge sur l'organisme humain. Des moyens d'étude très pauvres ne nous ont permis de faire ces recherches que d'une façon très incomplète.

Il ne paraît avoir aucune action sur le cœur, il augmente la diurèse de quelques grammes dans les 24 heures.

Il donne presque toujours de l'appétit et augmente la graisse.

Effets toxiques

L'effet toxique (le plus constant) ce sont les nausées qu'il produit, suivies de vomissements; ceci s'observe lorsque l'on prend de l'extrait fluide ou mou, à la dose de 15 grammes du premier, et de 50 centigrammes du second ; quand l'estomac est occupé par quelque aliment, ces phénomènes ne se présentent pas ou sont moins prononcés ; si la dose de l'extrait fluide atteint 40 à 50 grammes ou 3 à 4 pour l'extrait mou, les vomissements deviennent incoercibles et ils durent plusieurs heures, puis surviennent des coliques intestinales et, en dernier lieu, de la diarrhée.

Quand la dose dépasse 80 grammes d'extrait fluide et 7 à 8 grammes d'extrait mou, doses atteintes d'une façon lente et graduelle, le patient souffre de céphalées parfois opiniâtres et insupportables.

Chimie

Aucune analyse sérieuse n'a été faite de cette plante. Les Docteurs Aguero et Tellez, professeurs de chimie organique à l'Université de La Havane, et mon collègue, le Docteur Moreno, en ont fait de sommaires analyses; les premiers soutiennent que c'est une plante riche en sels de fer et en tannin; le Docteur Moreno est d'accord avec les chimistes cités, et il a trouvé un principe gras, d'une couleur vert émeraude clair, une sorte d'huile, de densité assez élevée et transparente ; ces Messieurs n'ont pas attaché de grande importance à leurs analyses.

Pharmacologie

La partie du palétuvier ou manglier employée par nous pour préparer les extrait mou et fluide, est l'écorce qui, lorsque la plante atteint l'âge adulte, a une épaisseur de 2 1/2 à 3 et 3 1/2 centimètres. Elle est de couleur rouge très foncé; nous n'utilisons pas toutes les écorces, car il en est souvent qui sont crevassées, ayant laissé s'échapper de grandes quantités de résine, qui se solidifie à l'air et au soleil; nous croyons, faute d'une analyse chimique de la plante, que ces écorces doivent être éliminées pour la préparation des extraits. Nous n'utilisons pas, non plus, les écorces des plantes jeunes, car celles-ci contiennent de grandes quantités de tannin, et les extraits préparés avec les écorces de ces plantes n'améliorent guère l'état des malades. Nous n'employons que les plantes adultes, de quelques années, cinq, six, ou plus, en préférant les plus âgées; nous ne faisons pas sécher non plus les écorces vertes dans des étuves, comme font quelques-uns *pour aller plus vite*; nous prenons l'écorce et l'étendons sur le sol dans des pièces sèches, bien aérées et très éclairées, en ayant soin de ne pas superposer les écorces. Nous attendons qu'elles soient bien sèches, au point de pouvoir être triturées dans un mortier ou un moulin. Cette façon d'opérer nous a été suggérée par les résultats thérapeutiques obtenus, en employant les extraits préparés rapidement, avec des écorces séchées à l'étuve, et en utilisant toutes les écorces; les résultats ont toujours été plus favorables en employant le procédé signalé précédemment.

Quand l'écorce est séchée en étuve, la couleur des extraits est d'un noir rougeâtre moins intense; le même fait se produit pour les extraits préparés avec l'écorce des plantes jeunes; au contraire, quand on utilise les écorces de plantes adultes, du tronc de l'arbre ou de vieilles branches, et qu'on les sèche à l'ombre, la couleur des extraits est un rouge foncé caractéristique, d'une parfaite transparence et d'une densité plus grande ; l'extrait a l'air d'une substance oléagineuse et la couleur qu'il laisse sur les parois des vases de cristal quand on laisse glisser sur eux une goutte de l'extrait fluide ou de l'extrait mou dissous dans l'eau, est d'un rouge légèrement foncé.

Une particularité de la substance active que doit avoir cette plante est sa solubilité dans les milieux sucrés. Si l'on verse de l'extrait fluide ou mou dans de l'eau distillée, la substance se dissout, mais la solution reste trouble, avec de petits grumeaux, perceptibles à travers le cristal ; si l'on y ajoute du sucre de canne ou de la glycérine, les grumeaux disparaissent peu à peu, et la solution va en s'éclaircissant à mesure que l'on y ajoute du sucre ou de la glycérine, jusqu'au moment où elle est absolument limpide, transparente, au point que l'on peut voir les parois du vase à travers la solution qui a une couleur rouge, légèrement foncée.

La formule employée par le Docteur Moreno et par moi pour préparer les extraits est la suivante :

Plante moulue.	1.000	grammes
Alcool	200	—
Glycérine.	350	—
Eau	450	—
Total. . . .	2.000	grammes

Nous suivons les procédés conseillés par les pharmacopées pour obtenir les extraits fluides et mous.

Effets du Palétuvier sur la Lèpre

La première chose que le malade éprouve quinze ou vingt jours après le début du traitement, c'est une joie inexplicable, sans cause, car il ne se sent pas bien de sa maladie, et cependant il a de l'appétit et les douleurs (lépralgies) sont moins intenses; il se sent agile et avec plus de courage pour les occupations habituelles. Le mois suivant, le malade a engraissé, il mange bien, digère bien; l'amélioration s'est accentuée; son bien-être général est étonnant, il dort parfaitement et travaille sans fatigue; ses taches violacées foncées sont devenues un peu rosées, ou ont pâli, plus à la périphérie qu'au centre; celles qui sont confluentes tendent à se séparer, en laissant des espaces plus ou moins larges de peau saine entre une tache et l'autre. S'il existe des ulcérations, la suppuration y diminue; elles perdent leur couleur rouge foncé, pour devenir rouge vif, et l'auréole inflammatoire, presque toujours érysipélateuse, disparaît; les lépromes éprouvent une légére régression, le bourgeonnement est moins intense et la fièvre qui l'accompagne n'est plus aussi forte et ne dure plus aussi longtemps. En suivant le traitement, ces symptômes d'amélioration se précisent chaque jour davantage, les taches vont toujours en s'éclaircissant, la partie qui était devenue rouge devient rosée, lentement, jusqu'au point d'être blanche, les taches ne laissant plus alors sur la peau aucune trace de leur existence; les poussées périodiques des lépromes disparaissent, en général, d'une façon définitive, du huitième au onzième mois de traitement dans la seconde période de la lèpre, et du troisième au cinquième dans la première période, de même que les fièvres; les léprotuberculomes vont en disparaissant de deux façons ; soit en s'enflammant : ils suppurent alors et deviennent douloureux, soit en éprouvant une dégénérescence ; ils sont résorbés le plus souvent, et laissent, dans tous les cas, comme trace de leur existence, une cicatrice blanche nacrée, avec une légére teinte rosée ou violacée; mais il n'en est pas ainsi quand les tubercules sont récents : il ne reste alors aucune trace; dans d'autres cas, très rares, les lépro-tuberculomes se calcifient en s'enkystant et, pour les faire disparaître, il faut avoir recours au bistouri; il ne reste alors comme trace que la cicatrice de l'incision; les ulcères ont disparu complètement vers le huitième mois du traitement, en laissant une cicatrice pareille à celle des lépromes.

Vers cette époque, l'alopécie a cessé et les cheveux ont repoussé avec toutes leurs qualités (bien que l'alopécie soit rare dans la lèpre, on l'observe parfois), les cils et les sourcils poussent également de nouveau et les poils du corps réapparaissent.

Ce qu'il y a de plus remarquable chez ces malades, c'est le retour de leur visage à l'état normal; il semble impossible que des visages bouffis, à la peau dure et sclérosée, ce qui donne un aspect typique et répugnant au malheureux malade, reviennent en un temps relativement très court à leur état physiologique, la peau étant fine de nouveau; il en est de même pour les oreilles qui perdent leur grosseur et leur épaisseur pour revenir à l'état normal.

Ainsi qu'on peut le voir, il se produit une régression complète de la maladie; d'un antre de misère et de souffrances physiques et morales, on passe à l'état absolument contraire; en un mot, il semble que les malades soient refondus et refaits à neuf, pour ainsi dire.

La sensibilité commence à se rétablir au troisième ou quatrième mois de traitement; à partir de ce moment, elle continue à gagner du terrain, jusqu'à ce qu'elle soit complète dans tout le corps. La sensibilité thermique est presque toujours la dernière rétablie; la première qui apparaît, c'est la sensibilité tactile, puis la sensibilité à la douleur; parfois, la sensibilité se rétablit sans cette dissociation; quand le nerf a été détruit par la maladie, ou lorsqu'il a perdu sa perméabilité de fil conducteur des sensations externes, la sensibilité ne se rétablit pas.

Les infiltrations profondes de la peau commencent à disparaître deux ou trois mois après le début du traitement; il n'en est pas de même quand l'infiltration est accompagnée de sclérose de la peau; dans ce cas, sa réparation est lente, graduelle et tardive; les manifestations lépreuses du nez disparaissent après peu de mois de traitement, à moins que l'os ne soit envahi; elles persistent alors plus longtemps, neuf ou dix mois, et, s'il existe de la carie, ces manifestations ne guérissent que lorsque les séquestres ont été éliminés, soit spontanément, soit extraits chirurgicalement. Un fait remarquable, c'est que dans le pus des rhinites avec ulcérations et lésions osseuses, au début du traitement, on trouve le bacille de Hansen, et, lorsque le malade est parvenu à guérir de sa maladie, le pus visqueux et opalin sécrété par le trajet fistuleux qui reste quand les séquestres n'ont pas été éliminés, est dépourvu du germe producteur de la maladie.

Le reste du système osseux suit le même processus que les os du nez; si le périoste n'est pas très envahi, s'il n'existe pas de nécrose des os, la restitution *ad integrum* a lieu; si, au contraire, il y a de la nécrose, il faut attendre l'élimination des séquestres; je crois qu'il est préférable de ne pas attendre et d'intervenir en opérant le malade (extraire les séquestres et faire un grattage de l'os affecté); ces lésions sont plus constantes dans les os des mains et des pieds.

Quand les viscères : foie, reins, myocarde, poumons, encéphale et ses enveloppes ne sont que légèrement envahis, c'est-à-dire quand il n'existe pas de grandes destructions d'organes si importants pour la vie, au bout de peu de mois, les infarctus et les congestions hépatiques, les douleurs rénales et les bronchites avec leur toux pénible et opiniâtre, les céphalées et les vertiges disparaissent. L'action sur les organes génitaux internes de la femme, quand ils ne sont pas profondément altérés, est favorable, en diminuant d'abord l'intensité des douleurs ovariques, puis en les faisant cesser, en rétablissant la période menstruelle à l'état physiologique; j'ai observé le cas d'une femme malade depuis vingt ans et n'ayant pas de flux menstruel depuis neuf ans, chez laquelle celui-ci est réapparu après cinq mois de traitement.

Les lésions qui résistent le plus au traitement et qui disparaissent les dernières, sont celles de la face et des mains. Peut-être ce fait est-il dû à ce que, comme le dit le professeur Hallopeau, l'action de l'air et de la lumière sont des facteurs favorables au développement et à l'entretien des manifestations de la lèpre ?

Au bout d'un an environ, suivant l'état du malade et la période de la maladie, la « guérison sociale » est obtenue. On entend par *guérison sociale* l'état du malade lorsque les caractères somatiques de la maladie ont disparu, c'est-à-dire lorsque le malade peut vivre la vie sociale sans gêner et sans blesser la vue de ses concitoyens; enfin, lorsqu'il lui sera impossible de transmettre sa maladie; s'il continue le traitement, la guérison médicale s'obtient dans un délai variant de un à trois ou quatre ans; ce délai dépend du malade et de l'état de la maladie.

Nous conseillons, le Docteur Moreno et moi, que l'on fasse prendre, en même temps que le palétuvier, un bain chaud, à la température de 38 à 40 degrés centigrades, au moment de se coucher, bain d'une durée de 15 à 20 minutes. Le malade sera alors bien couvert afin de provoquer une transpiration de la peau, abondante et copieuse; je crois que l'usage du bain quotidien à ladite température est indispensable pour avancer le moment de la guérison.

Zambaco dit, d'une part, que les phénomènes de la peau des lépreux, l'asphyxie, la télangiectasie, les taches et même l'insensibilité sont toujours dues à l'absorption de toxines qui exercent une action paralysante sur les nerfs vaso-moteurs et sur les nerfs périphériques; cette paralysie produirait le mauvais fonctionnement desdits vaisseaux et nerfs, d'où la stagnation du sang avec toutes ses conséquences.

D'autre part, nous avons Unna qui croit que les phénomènes précédents se produisent parce que le microbe de Hansen se groupe autour des nerfs vaso-moteurs, des capillaires et des filets nerveux, en les emprisonnant et en provoquant, par compression, les désordres indiqués; sans vouloir discuter laquelle de ces deux théories est le plus près de la vérité, et quelle que soit celle que l'on accepte, la paralysie génératrice des désordres lépreux de la peau survient; le Docteur Moreno et moi avons trouvé très logique, pour cette raison, l'emploi des bains à température élevée; ils agissent comme excitant de la peau et des systèmes vasculaire et nerveux, en rendant plus active la circulation, puis, en provoquant une abondante transpiration, par laquelle s'éliminent des quantités plus ou moins appréciables de toxine.

Effets du Palétuvier rouge sur le Bacille de Hansen

En ce qui concerne la façon dont le palétuvier rouge agit sur le microbe de Hansen, je ne peux rien affirmer en toute certitude; toutefois, en considérant la transformation lente, mais graduelle, qu'éprouvent les malades, la régression également lente et graduelle que subit la maladie, les faibles modifications qu'éprouve le micro-organisme cité, lequel subsiste sans aucun changement tant qu'il existe quelque manifestation lépreuse, même si celle-ci est peu perceptible (on ne cesse de le trouver que lorsqu'ùn examen clinique approfondi, soigneux et minutieux, ne montre plus le moindre soupçon de lèpre, même si l'on sait que l'individu examiné a souffert de cette maladie), je suis porté à croire, bien que ce ne soit là qu'une hypothèse, que le palétuvier rouge n'agit pas directement sur le bacille de la lèpre; son action est indirecte, soit qu'il détruise les effets des toxines produites par le bacille de Hansen, les cellules organiques non empoisonnées acquérant une résistance et une vie suffisantes pour lutter avec succès contre leur ennemi, et le détruire, soit que le palétuvier rouge, sans être un antitoxique des toxines en question, agisse d'une façon tonique, en vivifiant tout le système organique et en lui donnant des forces pour vaincre le mal.

Tout ceci, je le répète, n'est qu'une hypothèse; je peux me tromper, mais voulant exposer toute ma façon de penser sur l'action du palétuvier rouge, et n'ayant pas d'études pratiques sur ce sujet et sans espoir de pouvoir en faire, je lance cette hypothèse, suggérée par l'observation et l'étude de la marche rétrograde de la maladie.

Posologie du Palétuvier rouge

Elle est indiquée, pour la lèpre, dans les paragraphes suivants où j'expose la méthode que nous appliquons, le Docteur Moreno et moi, aux lépreux. Pour les autres états pathologiques, je n'ai pas essayé une dose supérieure à 1 gramme à 1 gr. 5 d'extrait mou et 15 à 40 d'extrait fluide.

Régime que doivent suivre les Malades de la lèpre

Ils prendront une cuillerée le matin et une autre le soir (cuillerées contenant 7 grammes), puis la dose sera augmentée par une cuillerée tous les huit jours, et ainsi de suite jusqu'à atteindre la dose de huit, dix ou douze cuillerées.

Le bain d'immersion couvrira tout le corps; le malade doit le prendre au moment de se coucher et à une température de 39 à 40° centigrades, suivant ce que le malade supportera. La durée du bain sera de 15 à 20 minutes et on aura soin que la température reste constante. Le malade se sèchera rapidement, sans frictionner le corps, et se couchera aussitôt, bien couvert. Le bain sera meilleur si l'on emploie une décoction de palétuvier, suffisante pour rougir l'eau employée pour ledit bain.

Le malade n'observera que la diète suivante : prohibition absolue d'épices et d'acides; en dehors de cela, le malade pourra prendre tout ce qu'il voudra, fruits, poisson; il évitera les mets trop épicés. Si le malade est soumis à la diète lactée et de fruits, l'amélioration s'accentuera plus vite.

Il prendra un vin de kola et de coca, ou un autre tonique, si le malade est nerveux; il devra éviter les régions chaudes et le soleil, en tâchant de choisir, pour sa résidence, un lieu sombre, frais et aéré, mais pas humide; il devra dormir dans une pièce de grandes dimensions et bien aérée. On doit conseiller la moustiquaire, surtout si le malade habite une zone où il y ait beaucoup de moustiques.

Il prendra un purgatif salin tous les six à huit jours.

Les désordres qui pourraient se manifester à la suite du traitement sont des nausées, des vomissements, des douleurs intestinales et des diarrhées, mais ces accidents se présentent rarement. Il serait bon que les premières fois le médicament fut pris après un bon petit déjeuner ou déjeuner, on aurait de la sorte plus de garanties pour la tolérance du médicament.

Le nombre des cuillerées sera augmenté par fractions suivant la tolérance du patient.

Lorsque le malade a atteint la dose de six cuillerées, on peut lui donner le médicament par cuillerées à bouche afin d'éviter l'inconvénient des doses répétées à de courts intervalles.

On ne doit pas suspendre le traitement s'il se présentait une recrudescence des symptômes du mal, mais, au contraire, insister avec plus de fermeté et de décision.

Pour les enfants, la dose sera la moitié de celle indiquée.

Les ulcères seront traités par des antiseptiques, mieux encore par des compresses de ouate imbibées d'une solution aqueuse à 30 °/o d'extrait fluide de palétuvier.

Les lésions osseuses doivent être traitées par le trépan, si l'os n'est pas nécrosé sur une grande étendue, et en faisant les résections nécessaires si, au contraire, les lésions sont étendues.

La dose d'extrait mou que l'on peut atteindre est, au maximum, de six à huit grammes par jour, soit en pilules, soit en solution aqueuse concentrée.

Conclusions

1° Le palétuvier rouge, par sa manipulation facile, par la facilité avec laquelle on peut l'administrer, par la tolérance que les malades présentent pour lui, et par les résultats que l'on en obtient, est le meilleur remède que possède la médecine pour combattre la lèpre.

2° Le palétuvier rouge paraît être le spécifique de la lèpre, puisque, lorsque la maladie est à sa première période, en évolution pour ainsi dire, 100 °/o des cas guérissent en huit, dix ou douze mois.

3° Quand la maladie en est à sa seconde période, que nous pourrions appeler période d'état, quand les viscères ne sont pas encore envahis par le mal, ou, s'ils l'ont été, d'une façon légère seulement, 60 % des cas guérissent dans un laps de temps variant entre deux, trois, quatre et cinq ans ; mais les malades arrivent à la guérison sociale en moitié du temps que nous venons d'indiquer. Le 40 % qui reste présente une amélioration plus ou moins appréciable, tout ceci dépendant de l'état du malade et de sa vitalité organique.

4° Quand la maladie est dans la période que nous pourrions appeler tertiaire, c'est-à-dire quand tout l'organisme est envahi par le mal, quand tous les viscères et quand tout le système nerveux sont sérieusement compromis, alors, on n'observe qu'une amélioration plus ou moins perceptible, mais qui ne délivre pas le malade de ses névrites et de ses désordres neurotrophiques : ce que l'on observe, en faveur du malade, c'est la diminution et la cessation des diarrhées, la diminution des fièvres, une certaine réapparition de l'appétit et une augmentation lente de poids.

Tout ceci fait croire au malheureux malade que la santé tant désirée va arriver sous peu, jusqu'à ce qu'un ou plusieurs viscères, quels qu'ils soient, plus attaqués que les autres, faiblissent gravement, en rompant l'équilibre organique, la mort survenant alors pour l'une des causes communes par lesquelles la lèpre met fin à l'existence de celui qu'elle a attaqué.

Dans un cas seulement (ainsi qu'on le verra dans l'histoire clinique) de cette période, j'ai vu la guérison, et, dans un autre, une étonnante amélioration.

Discussion

Ici, quelques collègues et, parmi eux, le Docteur Fernando Mendez Capote, nous reprochent, au Docteur Moreno et à moi, de faire usage de ce remède vulgaire, et, sans preuve aucune, soutiennent d'une façon formelle et sérieuse que ce remède ne sert pas, et, quand ils voient des cas de lèpre guéris ou améliorés par le manglier rouge, ils invoquent le « hasard », et lui attribuent la cause de la guérison.

Peut-être notre manière de procéder paraîtra-t-elle effectivement anti-scientifique à quelques-uns, qui pourraient penser, comme le Docteur Mendez, que nous tombons dans l'empirisme, sinon dans le domaine vulgaire des remèdes ; mais, pour peu que l'on fasse un effort de mémoire, et que l'on se rappelle l'histoire de la vaccine, celle du quinquina et d'autres remèdes, on verra que ce même système a été employé, et, si on l'avait rejetée comme anti-scientifique, nous n'aurions pas la découverte de Jenner, et nous n'aurions pas, par conséquent, pu combattre victorieusement la variole, et nous ne guéririons pas le paludisme. Quand la grande armée que Napoléon Ier promenait triomphalement à travers l'Europe, fauchait avec sa cavalerie, son artillerie et son infanterie, les champs couverts de digitales, on était bien loin de penser que cet insignifiant arbuste eût un principe actif qui pût être un stimulant du cœur et soulager les malheureux cardiaques, ce remède étant un de ceux qui font obtenir au praticien les plus grands triomphes. Je ne veux pas citer la longue liste d'agents thérapeutiques acquis à la science du domaine des remèdes que l'on pourrait bien appeler le grand domaine de l'expérimentation, mais je ne puis oublier la coca, dont les champs couvrent les plaines de l'Amérique du Sud. Personne n'ignore comment cet arbre rendait, depuis bien longtemps, d'inappréciables services aux Indiens. Au cours de leurs longs voyages à travers les immenses plaines des Pampas et les immenses rochers de leurs montagnes, où ils ne trouvaient ni eau ni aliments, ils parvenaient à faire leurs voyages sans fatigue physique, ni soif, ni faim. Pour cela, il leur suffisait de mâcher des feuilles sèches de ces plantes, ce qui leur permettait d'éviter la fatigue et de supprimer la faim et la soif, de même que le chirurgien supprime la douleur par l'anesthésie que produit l'alcaloïde de cette plante.

Le même collègue précité critique notre traitement en disant, faute d'autres arguments, que c'est un remède qui n'est fondé sur aucune loi scientifique, permettant des déductions logiques pour comprendre, au premier abord, que le palétuvier est un spécifique de la lèpre. J'ignore quelles ont été la loi ou les lois scientifiques qui servirent au traitement du paludisme par la quinine, à celui de la digitale pour le cœur, à celui du mercure et de l'iodure dans la syphilis et à tant d'autres; il n'y eut d'autre loi que le bon résultat qu'en donna l'emploi. Ces collègues s'effrayent de ce que le palétuvier est un remède vulgaire, et, que l'ayant connu par hasard, le Docteur Moreno et moi, nous l'ayions expérimenté; il nous a donné de bons résultats, et nous l'avons dépouillé des guenilles de l'empirisme pour le couvrir des vêtements décents de la science.

Il lui manque encore de l'élégance? Qui est ce qui en doute? C'est pourquoi je m'adresse à des centres supérieurs aux nôtres pour qu'ils complètent l'œuvre. De plus, non seulement dans notre science, mais aussi dans les sciences exactes elles-mêmes, beaucoup de découvertes sont dues à de simples hasards, et quelques-unes ont été connues auparavant par le vulgaire. Ce n'est pas sans raison qu'un des premiers penseurs de l'humanité, Victor Hugo, disait qu'en tout proverbe vulgaire, il y avait un principe scientifique. Nous, les médecins, nous ne devons pas mépriser l'empirisme, car, par lui et à l'aide de l'expérimentation, on arrive, le plus souvent, à la loi scientifique sur laquelle repose tel ou tel procédé ; c'est pourquoi je soutiens que l'on ne doit pas abandonner un procédé qui donne de bons résultats parce qu'on n'en trouve pas l'explication. Si l'on agissait de la sorte, nous devrions tout d'abord abandonner, dans notre profession, d'excellents remèdes, pour lesquels nous ignorons absolument la façon dont ils se comportent dans la cornue humaine lorsqu'un atome de ces remèdes est mis en contact avec la cellule organique. Luy de Sauvignac dit que la science existe par suite du désir que l'homme a toujours eu de tout rechercher et de tout expliquer et que, pour y parvenir, il a toujours dû partir du domaine de l'empirisme.

Les détracteurs de nos études (au Docteur Moreno et à moi) disent aussi que le délai indiqué par nous n'est pas fixe, car nous disons : « Au bout d'un an, environ, on obtient la guérison sociale, et, après une autre période, égale ou plus longue, la guérison médicale, car tout dépend de l'état du malade et du temps écoulé depuis le debut de sa maladie » ; cela, disent-ils, est absolument vague.

Je le sais bien, comme je sais, comme nous le savons tous, qu'en médecine, tout est vague ; il n'en peut être autrement. On a eu bien raison de dire que le médecin ne traite pas des maladies, mais des malades ; tous les organismes ne sont pas semblables ; les uns supportent mieux l'invasion de la maladie ; ils se défendent d'une façon héroïque de l'hôte gênant et nuisible ; d'autres malades paraissent ne pas bien absorber le médicament, ou peut-être la cellule organique, moins vigoureuse, se défend-elle mal, peut-être est-elle plus fortement attaquée, et le médicament ne peut pas produire l'effet désiré.

Tout ceci est bien complexe et notre science est couverte, à ce sujet, de pas mal d'ignorance, mais, quoi qu'il en soit, le caractère vague de notre profession est un fait. Je vais choisir la syphilis, maladie dont le traitement est bien étudié, pour démontrer ce que je viens de dire. Nous avons en elle, une entité pathologique, avec ses *spécifiques* suivant les périodes. Or, il y a des malades, vous le savez bien, qui n'éprouvent aucune amélioration par le bichlorure de mercure (par exemple) administré par la voie gastrique ; on a recours aux frictions et l'on n'obtient rien, aux injections hypodermiques, méthode précieuse, et ils ne présentent guère de mieux; on envoie ces malades prendre les eaux minérales ou thermales, à la montagne ou aux bains de mer, on leur fait suivre une vie méthodique et hygiénique, on les alimente avec grand soin, on n'obtient pas non plus aucun résultat satisfaisant, le malade est fatalement condamné à avoir une vie martyrisée par une maladie qui, à la façon d'une montagne volcanique, ouvre constamment des cratères dans ce pauvre organisme. D'autres malades ne s'améliorent pas avec le bichlorure de mercure, qu'il soit administré par la voie gastrique, ou par la voie hypodermique, et guérissent avec les frictions d'onguent mercuriel double. D'autres guérissent grâce aux injections de bichlorure de mercure et non par les frictions; d'autres guérissent en administrant n'importe quel sel de mercure par la voie gastrique, et ils n'obtiennent rien ni par les injections, ni par les frictions. Enfin, d'autres malades guérissent, et rapidement, pourvu qu'on leur donne du mercure, quelle que soit la voie, et quelle que soit la forme. Pourquoi en est-il ainsi? Mystères complets de la science. Il n'y aura pas non plus de médecin sage qui pronostique à longue échéance et d'une façon certaine la santé ou la mort. Les calculs médicaux ne ressemblent guère, même de très loin, à ceux de l'ingénieur qui emploie des formules mathématiques et algébriques. Il est donc prouvé que, lorsque je ne peux apprécier que vaguement le temps que durera la guérison, ce n'est pas là un mien défaut, ni un défaut du traitement, mais cela est dû à la science médicale ; et peut-être même à la vie et à la nature même de l'homme.

Il est un ancien aphorisme qui dit : « A maladie chronique, traitement chronique ». Or, la lèpre est le prototype des maladies chroniques. Je dis ceci parce qu'un des arguments employés contre le traitement de la lèpre par le manglier, c'est que la guérison est très longue à venir, si tant est qu'elle vienne. Mais, existe-t-il donc un autre traitement qui promette ce que le nôtre promet ? Incontestablement non. Je ne connais aucun traitement qui puisse transformer entièrement l'apparence extérieure du lépreux, qui le ramène à l'état physiologique et fasse disparaître de la lymphe et des tissus le bacille de Hansen. Le nôtre fait tout cela.

Le médicament surtout préconisé aujourd'hui, c'est l'huile de Chaulmoogra, qu'il est impossible de prendre à des doses suffisantes, pour qu'elle donne des résultats, sans qu'ils soient aussi décisifs que ceux donnés par le palétuvier, celui-ci ayant, de plus, l'avantage de ne pas produire de désordres dans l'organisme. Je crois, d'ailleurs, fermement, qu'il ne sera pas possible de trouver un remède qui, en quelques mois, fasse disparaître les infiltrations, les scléroses et les néoplasmes lépreux ; ceci doit être l'œuvre du temps, aidé par le remède.

Il n'en peut être autrement ; la guérison doit forcément être lente et tardive ; il n'y a qu'à se rappeler l'anatomie pathologique de la lèpre pour comprendre aisément à quel point il est impossible de marcher vite dans la voie de la guérison. Ces plaques de tubercules sous-dermiques, de consistance ligneuse, ces scléroses et hyperplasies étendues, qui, parfois, gagnent tout le corps, ces malades qui sont couverts de lépromes dermiques, de la grosseur d'un pois chiche, ou de ces tubercules qui rappellent les papillomes et qui ne sont que de véritables proliférations cellulaires, avec des cellules géantes, tout comme les cellules cancéreuses et tuberculeuses, tout cela ne peut être résorbé et remplacé par des tissus neufs et physiologiques qu'avec le temps ; tout ce qui sera fait pour réduire l'action du temps et pour envahir ses domaines, aussi bien en médecine qu'en toute autre matière, est parfaitement inutile. Le temps, et le temps seul, peut résoudre ce qui le concerne.

Il en est de même pour les asphyxies et les taches noires de la peau, lorsque le malade arrive à acquérir une coloration foncée, d'une grande intensité, la couleur de la peau en arrivant à être presque noire, ce qui constitue le type clinique de la lèpre « Morphea Nigra » des Norwégiens. Cette forme est due à l'augmentation du pigment ; l'ectasie veineuse a déposé des toxines que le sang transporte, au lieu d'être détruites dans le poumon pendant l'hématose, soit encore par suite de réactions dues aux alcaloïdes du bacille de Hansen, ce qui forme toujours une sorte de peau noire, flasque, sans élasticité et hyperplasique ; dans ce cas non plus, on ne peut obtenir rapidement la guérison.

Cependant, la guérison est obtenue relativement vite, ce qui est remarquable, quand la maladie débute, bien que toute la peau soit envahie, bien que le malade soit dans un état général mauvais, quand les néoplasmes lépreux ne sont pas parvenus à s'organiser, quand le bacille, pour ainsi dire, est en train de préparer le terrain où il pense installer son domicile.

Comme preuve de ce que je viens de signaler, je dirai que j'ai vu des malades, avec des manifestations lépreuses étendues de la peau, les unes maculeuses, et beaucoup de tuberculeuses, avec ou sans infiltrations de la peau, mais qui n'étaient atteints que depuis un an ou deux, j'ai vu, dis-je, ces malades guéris socialement en un an, et même après six mois de traitement ; personne n'aurait songé, en examinant le malade, à la lèpre ; pour faire le diagnostic, il aurait fallu aller chercher dans la lymphe ou dans les tissus le bacille de Hansen. En revanche, j'ai vu des malades atteints depuis plusieurs années, six, huit, dix ou plus, avec de petites manifestations de lèpre, robustes et en bon état, qui ont mis deux et trois ans à présenter une amélioration complète ou une guérison. Je considère que ce renseignement est très important pour le pronostic que l'on fera.

LÉPREUX A LA PREMIÈRE PÉRIODE GUÉRIS

Première Observation

X..., enfant blanc, Cubain, de onze ans, atteint depuis deux ans de lèpre tuberculeuse, avec, comme seules manifestations, un peu d'infiltration des oreilles, qui présentaient une couleur un peu violacée, un petit tubercule dans le lobule de l'oreille gauche, et, dans la droite, deux autres de même dimension au milieu du bord libre du pavillon; pommettes et menton légèrement violacés, peau du front luisante et sèche; sourcils peu garnis; il a un peu d'épistaxis, avec une certaine fréquence et une rhinite légère. Son état général n'est pas bon; il est extrêmement anémique. Au moment de la « reconcentration » ordonnée par le général espagnol Weyler, il souffrit du paludisme? (fièvres vespérales) pendant un an; depuis lors, il a toujours été mal portant, sans appétit et il s'est plaint de douleurs musculaires, ses oreilles devenant très rouges. Enfin, il y a deux ans, un médecin dit à la famille que l'enfant souffrait de la lèpre.

Il vint à ma consultation le 25 janvier 1902. N'a pas d'antécédents lépreux dans la famille; l'examen de la lymphe du lobule de l'oreille décèle la présence du bacille de Hansen.

On lui imposa le traitement « Moreno-Duque » ce même jour; un mois après, l'enfant avait augmenté de trois kilogrammes; il était gai et jouait, n'avait pas de douleurs musculaires et ses oreilles étaient souples; le mois suivant, son poids augmenta encore d'un kilogramme, les taches de la face étaient devenues plus claires, les oreilles encore plus souples et de couleur violacée plus claire, la peau du front était moins luisante; quatre mois plus tard, la couleur de la face et du front était normale, les oreilles presque normales,

les tubercules qui n'avaient subi aucune modification se détachant parfaitement; le mois d'après, les tubercules des oreilles deviennent douloureux, la peau qui les recouvre rougit, et ils suppurent par une petite ouverture; deux mois plus tard, l'enfant ne présente plus aucune trace de la maladie, ses sourcils sont bien repoussés, les épistaxis ne se répétèrent plus pendant toute la durée du traitement; il y a encore des bacilles dans la lymphe prise dans la peau où étaient situés les tubercules. Trois mois plus tard, l'enfant continue à aller bien et il n'y a plus de bacille de Hansen. — Exeat, guéri, dix mois après le début du traitement. Je n'ai pas de nouvelles de ce malade, qui est parti à la campagne.

Deuxième Observation

X..., enfant Cubain, métis, de huit ans, atteint de lèpre maculeuse, depuis un an. L'enfant est fort et bien développé. Pas d'antécédents de lèpre dans la famille. Il a souffert, il y a environ un an et demi, de paludisme? (fièvres vespérales) qui durèrent deux mois et demi. Depuis ce moment, l'enfant ne jouait guère, il était triste et se plaignait de douleurs dans les cuisses et les jambes. Il avait pour toute manifestation de la maladie une grande tache de couleur violacée sur chaque pommette avec beaucoup d'infiltration de la peau de ces régions et les oreilles violacées et infiltrées. — Bacilles de Hansen dans la lymphe du lobule des oreilles.

Est venu à ma consultation le 3 septembre 1902 et on lui fit suivre le traitement à partir de ce jour même; un mois après, l'enfant jouait et ne se plaignait plus de douleurs, il avait de l'appétit et pesait un kilogramme de plus. Les taches étaient plus claires, et les oreilles moins infiltrées. L'amélioration s'est poursuivie de la sorte sans interruption, la couleur et l'infiltration des taches diminuant progressivement jusqu'à ce que, neuf mois après le début du traitement, je lui donne son exeat, l'enfant étant guéri. Plus de bacilles de Hansen dans la lymphe prise dans les oreilles.

En 1905, il va toujours bien.

Troisième Observation

X..., fillette blanche, Cubaine, dix ans; atteinte depuis trois ans de lèpre anesthésique. Elle est mince, paraît triste et n'a pas d'appétit; des névralgies intercostales la font souffrir fréquemment. N'est pas encore réglée. Les manifestations lépreuses qu'elle présente sont : l'anesthésie complète des régions cubitales des deux côtés, gagnant la main, les quatrième et cinquième métacarpiens et les doigts auriculaire et annulaire de chaque main. L'éminence thénar gauche est très atrophiée, de même que les muscles inter-osseux des quatrième et cinquième métacarpiens du même côté. Il en résulte que la petite malade n'a pas beaucoup de force dans cette main, dont les doigts se replient dans la main; les lobules des oreilles sont légèrement infiltrés. Pas d'antécédents lépreux dans la famille. — Pas de bacille de Hansen dans la lymphe des oreilles, bien que je l'aie recherché avec beaucoup d'insistance à plusieurs reprises et dans un grand nombre de préparations.

Était-ce de la lèpre ? Incontestablement oui.

Pourquoi n'ai-je pas trouvé le germe spécifique? Parce que je ne suis pas tombé sur des colonies de ces bactéries, en extrayant la lymphe. Je n'ai pas pu penser qu'il s'agissait de syringomyélie, car je doute fort de l'existence de cette maladie, tout au moins parmi nous. Je n'en ai pas vu un seul cas qui m'ait convaincu; *a fortiori*, quand j'ai vu des cliniciens renommés parmi nous diagnostiquer la syringomyélie, alors que c'était la lèpre anesthésique, ainsi que l'a démontré la présence du bacille de Hansen dans la lymphe prise dans les régions anesthésiques, atrophiées, et dans le pavillon de l'oreille.

Cette malade est venue à ma consultation le 4 octobre 1903; je lui imposai le traitement en me disant que si ce n'était pas de la lèpre, le résultat serait nul.

Un mois après, la petite malade était plus gaie, elle mangeait mieux, et l'intensité des névralgies avait diminué; le poids a augmenté de 1 kilogramme. Au quatrième mois, elle a encore augmenté de trois kilogrammes, elle n'a plus eu de névralgies depuis le troisième mois du traitement; au sixième mois, elle continue à engraisser (augmentation : 1 kilogramme) il n'y a plus d'infiltration des oreilles et la sensibilité commence à réapparaître dans les avant-bras. Au huitième mois, la sensibilité est complète dans les avant-bras, la sensibilité tactile des mains est revenue; il existe de l'analgésie et de la thermo-anesthésie. L'atrophie musculaire ne se modifie pas, mais l'enfant a plus de force dans la main. Au dixième mois, même état. Au onzième mois, première apparition du flux menstruel, qui s'est présenté sans aucun trouble et a duré trois jours. Au bout d'un an, la sensibilité va en se rétablissant dans les mains. Au quatrième mois de la seconde année de traitement, la sensibilité est complètement rétablie, excepté dans les régions atrophiées. Quatre mois après, je la considérai comme guérie; son état complet de santé me force à agir de la sorte.

En janvier 1905, elle va toujours bien, mais avec son atrophie et son insensibilité.

Maintenant, en mars 1905, elle est partie, sans que la famille m'en ait averti.

Quatrième Observation

X..., enfant blanc, Cubain, neuf ans, atteint de lèpre maculeuse depuis un an. Il n'a d'autre symptôme du mal qu'une petite tache violacée, avec un peu d'infiltration de la peau, sur les pommettes et au menton. Oreilles infiltrées et brunâtres. Epistaxis fréquents, rhinite. Son état général est bon, bien que ce ne soit pas un enfant robuste; il n'a pas de fièvre et ne se plaint de rien, si ce n'est de *chaleur* à la face et aux oreilles. Bacilles de Hansen dans la lymphe. Est venu à ma consultation le 30 novembre 1903. — Pas d'antécédents lépreux dans la famille.

On lui appliqua le traitement; un mois après, l'enfant avait augmenté d'un demi-kilogramme; ses taches étaient plus claires; le mieux a continué de même jusqu'au neuvième mois de traitement, où il ne présentait plus de manifestations cliniques de lèpre, et où l'on ne trouvait plus de bacilles de Hansen dans la lymphe prise dans la peau des oreilles. — Exeat, guéri.

Février 1905. Va toujours bien.

Cinquième Observation

X..., demoiselle blanche, Cubaine, de quatorze ans, atteinte de lèpre maculeuse depuis six mois; oreilles grosses, douloureuses à la pression, infiltrées et noirâtres. Est bien constituée, mais mince; première menstruation à douze ans, a été anormale jusqu'ici. Epistaxis fréquents et assez abondants; muqueuse des fosses nasales congestionnée. Il lui vient des « bouffées de chaleur et le sang au visage. » — Pas d'antécédents lépreux dans la famille. — Bacilles de Hansen dans la lymphe prise dans la peau des oreilles. Est venue à ma consultation le 12 mai 1902. Nous lui appliquâmes le traitement « Moreno-Duque ». Un mois après, la malade avait augmenté de 2.25 kilogrammes; les oreilles présentaient une couleur plus claire, en même temps qu'elles étaient moins douloureuses à la pression et moins infiltrées. Elle a continué de même, la couleur des oreilles s'éclaircissant de plus en plus, la douleur et l'infiltration diminuant, jusqu'à ce que, dix mois après le début du traitement, elle ne présentait plus de symptômes de sa maladie et il n'y avait plus de bacilles de Hansen dans la lymphe prise dans la peau des oreilles. — Exeat, guérie.

Février 1905. Va toujours bien.

LÉPREUX A LA PREMIÈRE PÉRIODE GUÉRIS SOCIALEMENT

Première Observation

X..., fillette blanche Cubaine, onze ans, atteinte de lèpre maculo-anesthésique depuis deux ans. — Pas d'antécédents lépreux dans la famille.— Elle est forte et bien constituée; la période menstruelle ne s'est pas encore présentée chez elle. La maladie « débuta par des fièvres paludéennes » (?) et, environ au troisième mois, il lui vint des taches de couleur rouge à la face et les oreilles devenaient par instants « rouge vif »; quelques jours plus tard, il lui vint à la poitrine, aux bras et aux cuisses, des taches semblables à celles de la face. La peau de ces taches allait en « engraissant » peu à peu, et les taches devenaient plus foncées. L'insensibilité était complète pour toutes les taches. La muqueuse nasale était grosse et rouge. Bacille de Hansen dans la lymphe prise dans la peau des oreilles.

Je fus appelé près d'elle le 10 septembre 1902. Elle fut soumise au traitement « Moreno-Duque », et, au bout d'un mois, les taches avaient pâli et la peau était moins infiltrée. Les taches allèrent ensuite toujours s'améliorant, ainsi que la peau, jusqu'au sixième mois du traitement. A ce moment, il ne restait, sur la peau, aucune trace des lésions maculeuses et les oreilles étaient normales. L'insensibilité commença à se corriger dès que les taches commencèrent à disparaître, l'anesthésie, disparaissant la première, puis l'analgésie et la thermo-anesthésie persistant. La petite malade étant dans cet état, le traitement fut cessé par négligence de la famille; à ce moment, elle était guérie socialement.

A la fin de l'année dernière, je l'aperçus dans la rue

et constatai que le mal se présentait de nouveau, d'une façon visible. Je ne sais rien d'elle.

Deuxième Observation

X..., enfant blanc Cubain, six ans, atteint de lèpre mixte depuis un an. La mère souffre de lèpre mixte depuis quinze ans (c'est la troisième observation des lépreux tertiaires). L'enfant est fort et normalement constitué. La maladie a débuté par de fréquentes épistaxis, mais pas abondantes, par des « bouffées de chaleur au visage » et par un tubercule qui commença à se développer à la pommette droite. Plus tard, dans la région fessière gauche, sur la région lombaire du même côté, apparurent deux taches couleur carmélite foncé, érythémateuses, de forme irrégulière, celle de la région fessière étant de la dimension de la paume de la main et celle de la région lombaire, grande comme une pièce d'un franc. L'insensibilité était complète dans les parties occupées par ces taches. Je fus appelé le 3 octobre 1901 pour la mère et pour l'enfant; à cette époque, le tubercule de la joue était de la grosseur d'un pois chiche et les oreilles étaient violacées. L'examen microscopique de la lymphe prise dans la peau des oreilles démontra l'existence du bacille de Hansen. On le soumit au traitement « Moreno-Duque » et un mois après, l'enfant avait les oreilles plus claires; trois mois plus tard, le tubercule avait diminué de moitié, les taches étaient plus pâles, la sensibilité tactile y était revenue; deux mois après, les oreilles étaient à l'état normal; le tubercule finit par suppuration et les taches étaient plus petites et claires. Au huitième mois, l'enfant n'avait plus d'autre trace de son mal qu'une petite tache blanchâtre bordée par une ligne carmélite, le tout occupant presque le centre de la grande tache fessière. La sensibilité est normale.

Depuis cette période du traitement, la famille néglige l'enfant, qui abandonne le traitement pendant quelques mois, pour le reprendre ensuite pendant un ou deux mois à cause de mes conseils. Guéri socialement. — Actuellement même état.

LÉPREUX A LA SECONDE PÉRIODE GUÉRIS

Première Observation

X....., Américain de 27 ans, lèpre anesthésique tuberculeuse, sans développement de tubercule, mais avec anesthésie et fortes taches sur tout le corps. Soumis au traitement ; au bout de dix mois, exeat, car paraît guéri. — En 1905, va toujours bien. — Du Docteur Moreno.

Deuxième Observation

X....., Américain de 47 ans, de Key West, résidant ici. Lèpre anesthésique, traitée par le Palétuvier depuis un an ; actuellement, toutes les zones anesthésiques ont disparu et le malade jouit d'une excellente santé. Ne veut pas abandonner le traitement, car il craint une rechute (marié). En 1905, va toujours bien. — Du Docteur Moreno.

Troisième Observation

X....., né à Cuba, habitant La Havane, atteint de lèpre tuberculeuse anesthésique, suit le traitement depuis quatorze mois. Ce malade fut soumis par le Docteur Arman, de Key West, au traitement par l'huile de Chaulmoogra, puis par l'Ichthyol, en arrivant à de hautes doses sans aucune amélioration ; sa maladie progressait toujours ; trois mois après avoir commencé à prendre du palétuvier, il commença à observer une amélioration. Il travaille aujourd'hui dans une fabrique de tabacs. — Je considère ce malade comme guéri. En 1905, va toujours bien. — Du Docteur Moreno.

Quatrième Observation

X....., né à La Havane, 32 ans, marié. Lèpre anesthésique tuberculeuse, datant de 6 ans, avec de grandes manifestations à la face, aux mains et sur le reste du corps. A été soumis à La Havane et à Paris à divers traitements sans résultat Au cours de son voyage à Paris, il fut atteint d'érysipèle à la face, qui arrêta la maladie, ce fait confirmant la théorie que l'érysipèle serait un magnifique traitement contre la lèpre. Le malade retourna à La Havane, et, dans cette ville, il eut de nouvelles attaques et des tubercules parurent, la maladie devenant plus marquée. Il commença alors le traitement par le Palétuvier. Trois mois plus tard, le malade éprouvait une amélioration marquée.

Aujourd'hui, il va très bien, bien que je ne le croie pas guéri, mais j'entends qu'il est en pleine convalescence. — Guéri en 1905. — Du Docteur Moreno.

Cinquième observation

X....., née à La Havane, 18 ans, célibataire, cigarière, atteinte depuis cinq ans de lèpre anesthésique tuberculeuse, avec de grands tubercules aux oreilles, bras et jambes, de grandes taches et des papules dans le dos et des ulcères aux pieds et aux mains ; perte complète des sourcils et grandes zones anesthésiques dans tout le corps.

Le traitement a été commencé en juillet 1897. Aujourd'hui elle n'est plus la même, quant à son aspect physique ; son visage est beaucoup mieux, au point que l'on n'y remarque pas sa maladie, bien qu'elle conserve beaucoup de tubercules aux pieds et aux mains ; elle a eu de grandes ulcérations qui se sont rapidement cicatrisées. A augmenté de 10 livres et son état général est satisfaisant ; j'espère pouvoir lui donner son exeat dans quatre ou cinq mois. — En 1905, guérie. — Du Docteur Moreno.

Sixième Observation

X....., du sexe masculin, 28 ans, sans antécédents lépreux dans la famille, ébéniste, né à Cienfuegos (Cuba). A Barcelone (Espagne) il éprouva les premiers symptômes du mal. Lèpre maculo-anesthésique. Il vint me voir en mars 1901 de la part de mon cher maître le Docteur Manuel Bango. Son visage était violacé, surtout vers les pommettes, avec de l'infiltration des tissus, du luisant de la peau du front et une augmentation de la grandeur et de l'épaisseur des oreilles ; leur couleur violacée dénonçait clairement le mal. Dans les régions pectorales, à l'abdomen, dans les régions fémorales (partie antérieure), dans les régions fessières et dans celles des muscles jumeaux, il existait des taches violacées et infiltrées, avec analgésie et thermo-anesthésie ; les mains étaient violacées et il y avait de l'anesthésie de la région innervée par le nerf cubital des deux côtés; il souffrait d'accès fébriles avec température de 38 à 39°, avec des éruptions de taches très rouges, de la dimension d'une pièce d'un franc, le malade éprouvant en ces points une sensation de brûlure très accentuée; les épistaxis étaient fréquentes et abondantes; ce *redoublement* de la maladie durait de 15 à 20 jours, après lesquels la fièvre cessait, les taches rouges disparaissaient et le malade pouvait s'occuper de son travail habituel. L'existence du bacille de Hansen fut mise en évidence dans le séro-pus de sa rhinite, de même que dans la lymphe prise à ses oreilles.

Le traitement fut commencé et deux mois après les débuts, les taches du corps étaient moins violacées et la peau moins infiltrée ; à ce moment, il eut un accès de fièvre, avec éruption de taches rouges ; la fièvre ne dépassa pas 38° C. Cette fois, l'accès fut moins intense et ne dura que huit jours ; les hémorrhagies nasales furent moins fréquentes et moins abondantes ; le traitement est continué, les taches vont s'éclaircissant, deviennent rosées et la sensibilité se rétablit. Sept mois après, il eut un autre accès fébrile à 38° qui ne dura que cinq jours, les taches furent très peu nombreuses, et sans hémorrhagies nasales.

Le malade continue, dans cette sorte de flux et de reflux du mal jusqu'à ce que, quatorze mois après avoir commencé le traitement, il n'avait pas l'air d'un lépreux, ni aux yeux du profane, ni à ceux du médecin. Il a une légère coloration rose des pommettes, du menton et des oreilles, avec une légère infiltration de la peau de ces régions, sans flux nasal, sans anesthésie ni thermo-anesthésie, avec des baciles de Hansen dans la lymphe prise au pavillon de l'oreille. Après dix-huit mois de traitement, il eut un nouvel accès de fièvre à 39°, avec éruption de petites taches dans les régions fémorales et cubitales. Ceci m'alarma beaucoup, mais six jours plus tard, le malade allait bien, il ne restait qu'une légère teinte violacée à l'endroit où s'étaient présentées les petites taches. Deux ans après le début du traitement, exactement, le malade ne présentait plus aucun symptôme, ni le moindre soupçon du mal. Je n'ai pas trouvé le bacille de Hansen dans la lymphe du pavillon de l'oreille, bien que je l'aie cherché avec insistance et plus de quinze fois. Je priai alors mon ami et collègue le Docteur Aristides Agramonte, professeur de bactériologie à cette Université, d'extraire de la lymphe des oreilles et de l'examiner lui-même. Il n'y trouva pas davantage l'agent étiologique de la lèpre dans les diverses préparations qu'il fit. J'envoyai le malade au Docteur Bango et il le jugea, comme moi, guéri. Je n'ai plus eu de ses nouvelles.

Septième observation

X....., demoiselle, 19 ans, sans antécédents lépreux dans la famille. Atteinte de lèpre anesthésique depuis l'âge de 14 ans. Les manifestations les plus visibles de sa maladie sont : la flexion des doigts auriculaire et annulaire de la main gauche, l'atrophie de la peau et des muscles des éminences thénar et hypothénar des deux mains, plus accentuée à la main gauche ; la paralysie de la paupière inférieure gauche ; la peau du front et celle de la face sont luisantes ; chute des extrémités des sourcils ; des taches incolores de la dimension d'une pièce d'un franc environ, au nombre de trois, à la partie interne de l'avant-bras, au nombre de deux, à la partie externe des bras, et une au niveau de la face externe du carpe ; l'analgésie, l'anesthésie et la thermo-anesthésie des deux régions cubitales jusqu'à l'extrémité des doigts, et, au front, une zone transversale de deux centimètres de largeur sur cinq de longueur est insensible.

Au début de sa maladie, elle avait souffert d'hémorrhagies nasales, elle était mince (50 kilogrammes), triste, mélancolique, presque sans appétit ; le flux menstruel était normal.

Cette malade commença le traitement en Février 1900. Au bout de trois mois de traitement, nous vîmes la malade pour la seconde fois, car elle habitait la campagne, loin de cette ville. L'amélioration était incontestable ; elle était plus gaie et plus agile ; elle avait engraissé (52 kilogrammes) et elle remarquait une certaine sensibilité tactile aux mains. Les phénomènes d'amélioration allèrent ainsi en augmentant jusqu'à la guérison, obtenue après 22 mois. La sensibilité était normale, la peau des mains plus épaisse, les muscles redevenus presque normaux, elle avait aux mains une pression suffisante, étant donné son sexe et ses occupations habituelles (soins du ménage, sa famille étant dans l'aisance); la flexion de ses doigts est quelque peu améliorée ; la peau du visage est normale et le poids atteint 60 kilogrammes; les taches incolores ayant disparu et les sourcils étant repoussés. Le bacille de Hansen fut trouvé dans la lymphe prise dans le pavillon des oreilles au début du traitement; après 18 mois, la lymphe fut de nouveau examinée au microscope, et l'on trouva, dans une préparation, trois bacilles et dans deux autres, un seul; au bout de 20 mois, sur six préparations, il n'y avait plus qu'un seul bacille ; après 21 mois, on ne trouve pas de bacille, ainsi qu'après 22 mois; elle fut alors considérée comme guérie.

En novembre 1904, la malade allait toujours bien. Je n'ai pas de ses nouvelles actuellement.

Huitième observation

X....., demoiselle, 34 ans, atteinte de lèpre trophoneurotique depuis l'âge de quinze ans; une tante maternelle est morte de lèpre mixte. L'état de cette malade en mars 1899 était assez bon, malgré tout le temps depuis lequel elle était malade. Elle était forte (71 kilogrammes), bien réglée, gaie, malgré l'état de son nez qui était effondré, avec des lésions des os du nez et la disparition presque complète de la cloison, suppuration et croûtes fétides, les sourcils presque entièrement tombés, les mains et les pieds dans un état lamentable; elle avait perdu le petit doigt de la main gauche, la première phalange de l'annulaire et du pouce; un panaris avait tordu en dedans l'extrémité de l'index ; les muscles de la main droite étaient atrophiés; tous les doigts étaient en forte flexion vers la face palmaire de la main; un grand ulcère profond au carpe laissait voir les tendons des muscles de cette région.

Aux pieds, on observait : de l'atrophie de la peau, des ulcères interdigitaux, deux ulcères plantaires au métatarse droit, qui intéressaient les os, et un grand à la face plantaire du tarse gauche, par lequel s'éliminaient de petites esquilles osseuses. Il y avait de l'analgésie et de la thermo-anesthésie dans les régions cubitales des mains et des pieds. Le bacille de Hansen fut trouvé dans le pus du nez et des pieds.

Cette malade fut jugée guérie en mars 1903.

Le nez fut traité chirurgicalement par extraction des restes des os du nez. Les ulcères plantaires furent ouverts au bistouri et les os de ces régions furent grattés. Les ulcères furent couverts de ouate imbibée d'une solution aqueuse à 30 % d'extrait fluide de palétuvier; après quatre mois, elle n'avait plus d'ulcères, ses plaies chirurgicales étaient guéries, le nez ne suppurait plus que très peu, par un petit trajet fistuleux du côté droit, sur l'apophyse de l'os malaire; ce flux séro-purulent fut examiné et l'on y trouva des bacilles de Hansen. La sensibilité revint graduellement jusqu'à redevenir normale, excepté à la main gauche et à la partie innervée par le nerf cubital gauche. Au bout de deux ans et quatre mois, le flux nasal ne présenta plus de bacilles de Hansen, non plus que la lymphe des oreilles, ni celle de la région cubitale, insensible encore à la douleur et au feu; les sourcils étaient passablement garnis. Je ne croyais pas que la malade fut guérie, tant que la sensibilité ne fût redevenue normale dans tout son corps, et tant qu'existerait cette fistule nasale; je lui fis continuer le traitement. Tous les quatre mois, j'examinai le flux nasal et la lymphe du pavillon des oreilles, sans y trouver le bacille de Hansen; vers le milieu du mois de janvier 1903, en examinant les fosses nasales de cette malade, je remarquai une petite tête osseuse qui dépassait; je la tirai avec une pince et je sortis une esquille d'un quart de centimètre de longueur et de largeur environ; je cautérisai cette fosse à la teinture d'iode, et, à la fin de février, elle ne secrétait plus rien.

Les zones insensibles du bras et de la main gauches continuaient dans le même état; je fis toute une série (jusqu'à quinze) de préparations de lymphe pour les examiner au microscope et je ne trouvai pas de bacilles de Hansen. Je considérai cette malade comme guérie, malgré la persistance de sa zone anesthésique, par suite de l'absence du bacille étiologique dans les derniers temps du traitement et par la cessation complète des troubles neuro-trophiques. Je crois que l'insensibilité de la région cubitale est due à des altérations organiques du nerf cubital.

En février 1905, la malade va très bien.

Neuvième Observation

X....., du sexe masculin, 36 ans, marié; grand'père maternel mort de lèpre tuberculeuse et neuro-trophique, un oncle maternel, mort de la lèpre mixte; lui-même est atteint de lèpre tuberculeuse depuis l'âge de 26 ans. son état est très mauvais.

En août 1900, il vint à ma consultation et il présentait le visage bouffi, rouge foncé, la peau dure, comme sclérosée, le nez très volumineux et les fosses nasales très ouvertes, les oreilles dures, épaisses et ayant augmenté de volume; sur la face, on observait des plaques de tubercules sous-dermiques, de la dimension d'une pièce de 5 francs, tubercules dermiques et sous-dermiques qui s'étendaient par la peau du reste du corps; la peau n'ayant pas de lésions était en bon état, sauf celle des jambes et des pieds, qui était épaisse, fortement œdémateuse, rouge foncé et douloureuse à la pression. Les urines n'indiquaient rien du côté du rein; le cœur était normal, l'appétit assez bon; les fonctions digestives normales; il dormait bien; la marche le fatiguait beaucoup, à cause des douleurs des jambes et de la plante des pieds; tous les six ou huit mois, il avait un accès de fièvres vespérales à 38° à 38°,5 (bacilles de Hansen dans la lymphe).

Je ne jugeai pas le cas très favorable; néanmoins, j'instituai le traitement, et maintenant (au 25 février), il reçut son exeat, guéri. Depuis novembre 1904, il ne présente pas de bacilles de Hansen dans la lymphe. Le malade est comme s'il n'avait jamais souffert de la lèpre. Depuis le quatrième mois, son état alla s'améliorant visiblement, la peau alla en s'amincissant et en devenant douce au toucher, en même temps qu'elle perdait la couleur rouge foncé; les œdèmes des jambes et des pieds diminuèrent de la sorte successivement jusqu'à la guérison; pendant le temps que dura le traitement, il eut, au cinquième mois, un accès de fièvre léger qui dura trois jours, puis, au onzième mois, un autre analogue; au quinzième mois, il eut un violent accès de fièvre, la température atteignant 39°,5; les douleurs musculaires du corps étaient insupportables; les tubercules dermiques et sous-dermiques s'enflammèrent, ceux des bras, un de la poitrine et ceux du menton, suppurèrent sans formation d'ulcères. Quinze jours après, la fièvre cessa, le malade garda encore le lit quatre jours plus tard et, de là, marcha directement vers la guérison.

Dixième observation

Sexe masculin, 20 ans, atteint de lèpre anesthésique depuis 8 ans, avec lésions des os du nez et rhinite ulcéreuse; zones anesthésiques des régions cubitales et taches incolores dans les régions pectorales, au nombre de cinq, de la dimension d'une pièce d'un franc et plus ; au centre de la région fessière droite, une grande tache incolore. Dans toutes ces taches, la sensibilité était abolie d'une façon absolue. La peau de la face est luisante et quelque peu rugueuse ; les sourcils manquaient totalement ; par les fosses nasales coule un peu de pus brunâtre et peu lié. Le bacille de Hansen est trouvé dans la lymphe prise au lobule des oreilles et dans la sécrétion nasale. Ce malade avait une tante qui était morte de la lèpre anesthésique. Il vint me voir en octobre 1902. On lui appliqua le traitement « Moreno-Duque », et vingt jours plus tard, déjà, il commençait à aller mieux ; l'appétit augmenta, il engraissa de 2 kilogrammes et il était plus agile. La sensibilité commença à se retablir dans les bras, ensuite dans les mains, et, enfin, dans les taches. La sécrétion nasale diminuait, bien que lentement ; sept mois plus tard, les sourcils commencèrent à repousser ; la peau de la face avait perdu son aspect rugueux et luisant ; les taches incolores, après dix mois de traitement, avaient disparu ; celle de la région fessière se voyait encore, décelée par une très légère teinte blanchâtre.

A ce moment, on analysa la lymphe du lobule des oreilles du côté droit, le résultat fut négatif ; il n'en fut pas de même pour les préparations du côté gauche ; dans l'une, on trouva un bacille de Hansen et dans une autre deux. Au bout de douze mois, exactement, le malade était guéri socialement, et il ne restait, comme trace de sa maladie, que la lésion des os nasaux, le nez déprimé au centre. On ne trouva pas alors de bacilles dans la lymphe, mais, dans la sécrétion nasale, on en observait deux ou trois dans chaque préparation. Je pratiquai un très léger grattage aux angles inféro-internes des os nasaux qui faisaient saillie dans les fosses nasales, je cautérisai l'ulcère avec du chlorure de zinc au 10 °/₀. Quatre mois plus tard, le malade, qui continuait le traitement, allait très bien. Absence complète de bacilles dans la sécrétion nasale, qui était blanchâtre et visqueuse. L'examen des fosses nasales démontra que la gauche était intacte, la droite présentait un petit ulcère de couleur très rouge et un point blanc au centre ; avec une pince très fine, je cherchai à séparer cette tache blanche et je réussis à extraire un fragment d'os gros comme un pépin de raisin. Trois mois plus tard, je vis de nouveau le malade : il était guéri. Exeat 19 mois après le début du traitement.

En 1905, le malade va toujours bien, sans traitement.

Onzième observation

X..., du sexe masculin, 26 ans, atteint de lèpre mixte depuis onze ans, avec de grandes plaques de tubercules sous-dermiques aux pommettes, au menton, aux bras et aux mains, bords internes ; dans les régions fémorales (partie antérieure et médiane) dans les régions pectorales, des tubercules dermiques de la grosseur d'un petit pois et au nombre de six. La peau de ces régions est d'une couleur violacée foncée, très épaisse (3 centimètres environ d'épaisseur), d'une consistance dure, ligneuse. La sensibilité était entièrement perdue dans la région cubitale du côté gauche et il existait de l'analgésie et de la thermo-anesthésie dans les régions des plaques de tubercules. Les oreilles étaient infiltrées, épaisses, dures et d'une couleur violacée, douloureuses à la pression.— Bacilles de Hansen en nombre considérable dans la lymphe prise dans les lobules des oreilles. — Pas d'antécédents lépreux dans la famille.

Ce malade me demanda mes soins le 9 août 1899. Il était bien constitué, fort, vigoureux. Ce même jour, le traitement fut institué ; trois mois plus tard, le malade était presque dans le même état; puis, quatre mois après, il eut un accès de fièvre qui dura sept jours, avec des températures de 38°,5 à 39°, avec de forts maux de tête, des douleurs au rachis et aux extrémités inférieures ; après ces fièvres, l'état du malade continua à être le même. Au bout d'un an, on n'observa aucune amélioration. Le malade se refusait à continuer le traitement ; sur ma prière de le poursuivre encore un an, il y consent ; trois mois plus tard, il a un accès de fièvre qui dure 26 jours avec température de 39° le matin et 40 à 41°,5 le soir, douleurs internes dans les régions des plaques de lépromes qui sont très rouges et enflammés, fortes céphalées ; les oreilles engorgées paraissaient vouloir éclater ; elles étaient très douloureuses et le malade devait dormir dans le décubitus dorsal, car il ne pouvait supporter le frottement et la compression des oreillers.

Après cet accès, le malade était très affaibli, il maigrit de 10,5 kilogrammes, mais on commença à observer un mieux appréciable dans son mal : la peau est moins épaisse, moins violacée, et les oreilles sont plus souples et également moins violacées. Le malade se remet rapidement, l'amélioration s'accentue davantage et d'une façon plus marquée ; la sensibilité commence à se rétablir dans les régions anesthésiques, les plaques de tubercules dermiques de la poitrine ont presque disparu, les oreilles sont presque normales ; il continua dans cet état jusqu'au 24e mois du traitement ; sous l'impression de cette amélioration, il reprend courage et continue le traitement. Pendant la troisième année, il ne va pas mieux, l'état est stationnaire. Bien qu'il désespère de la guérison, le malade continue le traitement ; trois mois après, il a un nouvel accès fébrile léger, durant quatre jours. Rien d'autre à signaler pendant cette quatrième année de traitement. J'augmense la dose de palétuvier jusqu'à 150 grammes d'extrait fluide par jour ; le malade la tolère bien ; au troisième mois de cette quatrième année, le malade souffre, pendant deux mois, de fièvres vespérales, à 38° ou 38°,5. Ceci le fait beaucoup maigrir, mais il va mieux ensuite : les lépromes commencent à se ramollir et à suppurer par une petite ouverture spontanée, la dureté de la peau malade disparaît graduellement, mais avec rapidité, et après quatre ans et cinq mois, le malade est guéri socialement, c'est-à-dire qu'il ne présente plus de manifestations cliniques de lèpre. Mais, dans la lymphe du lobule des oreilles, encore quelque peu infiltrées, on trouve le bacille de Hansen. — Aujourd'hui, en mars 1905, le malade va très bien. J'ai trouvé en dernier lieu, en octobre 1904, des bacilles de Hansen dans les oreilles. — Exeat, guéri. — Je n'ai pas de ses nouvelles.

Douzième observation

X..., sexe masculin, 30 ans, atteint de lèpre maculo-anesthésique depuis 10 ans. Taches brun foncé étendues aux avant-bras (partie postérieure) et aux cuisses ; oreilles infiltrées et rouges ; dans les régions malaires, la peau est épaisse et violacée ; la sensibilité est abolie des régions couvertes par ces taches. — Pas d'antécédents lépreux dans la famille. — Bacilles de Hansen dans la lymphe du lobule de l'oreille. Pas de poils sur les taches ; on aurait dit que la peau avait été rasée de près, cette alopécie venant contraster avec le reste de la peau couverte de poils.

Ce malade vint me consulter le 20 juin 1901. On institua le traitement, et deux mois plus tard, l'amélioration était visible, les taches s'éclaircissaient ; quatre mois après, le malade ne présente plus que de petites taches qui se couvraient légèrement de poils et la sensibilité était presque rétablie. Au bout d'un an, on ne pouvait plus faire le diagnostic de lèpre, si ce n'est au microscope, par la présence du bacille de Hansen dans la lymphe du pavillon des oreilles. Il était donc guéri socialement.

Six mois plus tard, il ne présente rien de nouveau ; il n'y a plus de bacilles de Hansen dans la lymphe ; il est guéri.

Janvier 1905. Va toujours bien.

Treizième observation

X..., demoiselle, 34 ans, lèpre tuberculeuse depuis 11 ans. A la face, aux mains, avant-bras, à la partie postérieure des bras, aux cuisses (partie antérieure) et aux jambes (région des muscles jumeaux), enfin, au bord externe du pavillon des oreilles, elle présente des tubercules au nombre de 52 en tout, de la grosseur d'un grain de maïs à celle d'une olive ; la peau qui recouvre ces lésions présente une couleur brun foncé, la sensibilité est normale ; épistaxis fréquentes depuis le début de la maladie. La malade était mince et anémique, mais elle a de l'appétit. Période menstruelle normale. — Le bacille de Hansen est abondant dans la lymphe prise dans la peau du lobule des oreilles, ainsi que dans celle des tubercules.

Cette malade est venue à ma consultation le 23 avril 1902, et fut soumise immédiatement au traitement par le palétuvier « Moreno-Duque ». — Pas d'antécédents lépreux dans la famille.

Vingt jours plus tard, la peau des lépromes commença à devenir quelque peu souple et la couleur s'en est est éclaircie. Au troisième mois du traitement, la malade avait augmenté de 4 kilogrammes ; elle était plus gaie et plus agile.

Au milieu du quatrième mois, les lépromes s'enflamment, la peau qui les couvre devient rouge, et la température du corps s'élève à 37°,5 l'après-midi. Cet état se maintient pendant 9 jours ; trois lépromes de la main gauche, un de l'oreille gauche et trois de la région des muscles jumeaux du côté droit suppurent, sans s'ulcérer, car l'ouverture qui a laissé passer le pus est très petite, la peau se rétrécit et il reste comme des stries dures, Au dixième mois du traitement, la malade éprouve une réaction fébrile intense, la température atteignant 40° l'après-midi ; les tubercules deviennent rouges, douloureux et enflammés, presque tous suppurent du dixième au quinzième jour, suivant le même processus que la fois précédente. Vingt-deux jours après le début de cet accès, la malade n'a plus de fièvre et a beaucoup d'appétit. Les traces ou stries des tubercules suppurés se résorbent rapidement. Au quinzième mois de traitement, il ne reste de tubercules qu'à la face, aux oreilles et un gros comme une grosse olive à la main gauche, la peau qui les recouvre étant violacée.

Vingt mois après le début du traitement, autre accès fébrile pareil au précédent, même processus pour les tubercules (ceux du lobule des oreilles et un à la pommette droite suppurent). Au vingt-sixième mois, la malade n'a plus aucun stigmate clinique de lèpre, excepté le grand tubercule de la main gauche. Plus de bacilles de Hansen dans la lymphe. Toutefois, je ne donne pas son exeat à la malade, à cause du tubercule de la main ; je lui fais continuer le traitement ; quatre mois plus tard, le lépromé se meut indépendamment de sa peau ; il est dur et n'est pas douloureux, même sous une forte pression. Je propose à la malade l'extraction par le bistouri ; elle y consent et je l'extrais à la façon d'un kyste sébacé ; je n'ai pas pu, à mon grand regret, en faire une analyse histologique. Une fois la plaie guérie, j'ai examiné la lymphe de la peau de cette région et je n'y trouvai pas de bacilles de Hansen. Je considérai alors la malade comme guérie.

Au 1er mars 1905, elle va toujours bien.

Quatorzième observation

X..., sexe masculin, 20 ans ; atteint de lèpre anesthésique avec troubles trophiques de la peau depuis 6 ans. Ce malade éprouve aux mains, aux jambes et aux pieds, des sensations de brûlure très pénibles, avec hyperesthésie exagérée de la peau recouvrant ces régions. Trois ou quatre jours après avoir commencé à éprouver ces sensations, des taches ecchymotiques apparaissent dans ces régions, grandes comme une pièce d'un franc environ, ces taches se couvrent au cinquième ou sixième jour d'un liquide légèrement jaunâtre : ce liquide est résorbé, et, du neuvième au dixième jour, la croûte tombe et il reste un ulcère très superficiel, de guérison difficile. Ce malade souffre également de pemphigus sur le reste du corps, mais il ne se produit pas de la même manière que celui des mains et des pieds, c'est-à-dire qu'il n'est pas précédé d'une légère cuisson de la peau, sur laquelle se présentent les taches d'abord et les ampoules ensuite, qui se dilatent après huit à neuf jours, l'ulcère guérissant facilement.

Le manque de sensibilité s'observe aux bras, à la poitrine, aux cuisses, aux jambes et aux pieds, sur tout le visage, aux oreilles et sur une zone de six doigts de largeur allant de la quatrième vertèbre cervicale à la première lombaire, la peau de cette région étant un peu blanchâtre ; les sourcils, les cils et les poils des régions anesthrésiques sont entièrement tombés, ainsi que ceux du mont de Vénus. Les paupières inférieures sont tombantes, le malade ne les fait pas mouvoir, et les yeux restent à moitié fermés quand il cherche à le faire. Il existe des bacilles de Hansen dans le pus des ulcères et dans le liquide des ampoules. — Pas d'antécédents lépreux dans la famille.

Ce malade vint à ma consultation le 23 août 1902, et il commença le traitement le même jour. Des six ulcères qu'il avait aux jambes, deux se fermèrent le premier mois, et après trois mois, tous étaient guéris. La sensibilité allait en se rétablissant lentement mais graduellement. Au quatrième mois de traitement, il y a une poussée de pemphigus au corps et aux extrémités, poussée qui dura huit jours et fut moins violente et moins douloureuse que celles dont il avait souffert précédemment. Les ulcères qui restèrent aux jambes et aux pieds guérirent le mois suivant. Au huitième mois, il eut une autre poussée de faible intensité et la sensibilité était presque normale. Au onzième mois, le malade n'avait pas l'air d'un lépreux, si ce n'est par ses cils et sourcils peu garnis, et par la chute de ses paupières. Les poils du reste du corps réapparaissaient progressivement, la sensibilité était presque rétablie, sauf au mains, aux pieds et dans la *zone* du dos, dont la couleur est déjà normale.

Au seizième mois, le malade est parfaitement bien ; la sensibilité est complète, sauf dans les régions cubitales ; il n'est plus possible de trouver des bacilles de Hansen.

Les poils ont entièrement repoussé sur tout le corps ; vingt mois après le début du traitement, le malade n'a plus d'insensibilité sur aucun point de son corps ; ses yeux se ferment mieux, mais restent encore entr'ouverts. Au vingt-quatrième mois, exeat, guéri.

En février 1905, il va toujours bien.

Il n'est pas survenu de nouvelle poussée pendant le traitement et les lésions primitives se sont améliorées.

N° 8. — Carneiro.

Ce cas était remarquable par l'aspect caractéristique des oreilles, lesquelles étaient très infiltrées et dont le volume avait augmenté. Erythème prononcé du dos et et de la poitrine. Pendant le traitement, il ne s'est présenté de nouveaux lépromes qu'une seule fois, récemment, en petit nombre et disséminés sur tout le corps. Ses lésions primitives ont présenté les modifications suivantes, d'après les procès-verbaux de la Commission :

16 septembre. — Infiltration moindre du menton et de la région sous-orbitaire des deux côtés ; les sourcils commencent à repousser ; l'infiltration des oreilles a aussi diminué. La lépride pigmentée des régions antérieure et postérieure du tronc a disparu, de même que deux lépromes de l'épaule droite, les léprides de l'épaule gauche et l'érythème des deux bras ; ont également disparu : deux lépromes de la partie postérieure du bras droit et un léprome de la main droite. Erythèmes sensibles des doigts améliorés ; léprome du petit doigt diminué ; érythème de la cuisse disparu ; érythème des jambes modifié ; même poids.

12 octobre. — On n'observe rien.

19 décembre. — Le malade se trouve mieux.

8 janvier 1903. — Suppuration de l'oreille gauche ; oreille droite dans le même état. Une nouvelle poussée se présente, disséminée ; deux lépromes au bras droit et un au gauche. Deux érosions au coude gauche à la suite d'une chute. Au coude droit, vestiges de cicatrices. Les érythèmes des jambes ont disparu. Un léprome se présente à la cuisse gauche.

Bien qu'il ait pris les bains avec irrégularité, ce malade a suivi constamment le reste du traitement, dont les résultats sont remarquables.

N° 9. — Santos Espinosa.

L'aspect de ce malade, au début du traitement, est caractéristique, la configuration des oreilles et leur infiltration attirent principalement l'attention; également érythème de la face. — Dans les procès-verbaux de la Commission, on trouve les renseignements suivants:

16 septembre. — Erythème de la face moindre; sensibilité du dos des mains améliorée, lobule des oreilles plus mince, un ulcère à la jambe consécutif à une chute.

12 octobre. — On n'observe rien de nouveau.

10 décembre. — Ulcère de la jambe gauche presque cicatrisé.

8 janvier 1903. — S'est enfui depuis les fêtes de Saint-Lazare, pendant plusieurs jours. Plus d'érythème de la face. Sensibilité tactile et thermique du dos des mains. Il ne reste qu'une petite croûte à la place de l'ulcère de la jambe. Oreilles, même état.

En fin décembre, ce malade s'est enfui de l'hôpital; sa réclusion ultérieure et des circonstances spéciales, relatives à sa fuite, lui créèrent de graves ennuis qui l'ont tenu dans un état d'esprit peu favorable à l'amélioration de sa maladie. J'estime que, dans ce cas, le traitement a exercé surtout son influence vers ce que les léprologues appellent « guérison sociale ». L'amélioration a été lente, mais progressive et permanente. A cessé le traitement le 9 courant.

N° 10. — Daniel Enriquez.

C'était probablement le moins atteint parmi tous

les malades soumis au traitement par le palétuvier, et, ainsi qu'il était logique de l'espérer, les résultats positifs indiquant une amélioration furent apparents chez lui plus vite que chez les autres malades. Après 6 mois de traitement, les bacilles de Hansen avaient disparu de sa lymphe sans qu'il ait été possible de les trouver depuis.— Comme on le voit par les extraits des procès-verbaux que je copie ci-dessous, les lésions que l'on avait notées au début du traitement disparurent graduellement.

16 septembre. — Erythème des joues a presque complètement disparu ; très petit lépromé à l'oreille gauche. A eu une attaque de jaunisse.

12 octobre. — On n'observe rien de nouveau.

19 décembre. — Le léprome de l'oreille gauche a disparu.

8 janvier 1903. — Disparition complète de l'érythème des joues.

La disparition de l'agent infectieux de l'économie, où sa présence avait été démontrée précédemment, disparition accompagnée de guérison évidente des lésions produites par lui, constitue en pathologie la guérison de la maladie ; c'est pourquoi mon opinion est que, dans ce cas, a été obtenu ce qu'aucun de nous n'espérait, surtout en moins d'un an : la régression à l'état normal de l'individu.

Avant de formuler les conclusions de cette étude, il est juste de signaler que les malades n'ont été soumis à aucune règle prophylactique susceptible d'éviter leur réinfection, si la chose est possible, et, de plus, que le médicament préconisé par les Docteurs Duque et Moreno est facile à administrer et qu'il n'a pas été nécessaire de le suspendre, en aucun cas, pour avoir produit des symptômes créant une contre-indication.

Conclusions

1° Au début des expériences, l'état de tous les malades s'améliora, mais trois de ces malades (Valdés, Cipriana et Mercédès) ont présenté de nouvelles poussées.

2° Dans certains cas, l'apparition des poussées a été retardée ; dans un autre, elles ont guéri plus rapidement que précédemment ; dans d'autres, elles ont été complètement supprimées dès le début du traitement.

3° Le traitement n'a pas donné les résultats annoncés par les Docteurs Duque et Moreno quant à la « Guérison sociale » de tous les cas au bout d'une année (1).

4° Daniel Enriquez (cas nº 10) est aujourd'hui guéri de la lèpre.

5° Le traitement est le meilleur de tous ceux employés à ce jour.

(Signé) : Dr Aristides Agramonte.

Ainsi qu'on peut le voir, le rapport du Docteur Agramonte met bien au point les *choses* qui ont eu lieu au cours des premières expériences, que tous les membres de la Commission, sauf lui et le Docteur Bango, voulaient terminer là.

Je suis profondément reconnaissant au Docteur Agramonte pour son rapport, non parce qu'il est favorable au traitement, mais parce qu'il m'empêche d'écrire les angoisses et les amertumes que je garde au fond de moi-même. Comme je ne veux pas trop abuser de celui qui lira ce travail, je ne publierai plus que deux procès-verbaux des secondes expériences, l'un du mois

---

(1) Nous n'avons jamais dit que tous les malades seraient guéris socialement au bout d'un an. Nous avons dit, et un procès-verbal en fait foi, qu'au bout d'un an *environ*, suivant l'état des malades, ils parviendraient à la guérison sociale.

d'octobre 1903, pour prouver ce que j'ai dit de la gale, et le dernier parce qu'il expose l'état des malades lorsqu'ils commencèrent à se soigner; et celui du 30 juillet 1904, jour où la Commission a rédigé un rapport exposant clairement le résultat obtenu.

« En la ville de La Havane, le douze octobre mil neuf cent trois, se sont réunis à l'hôpital de San Lazaro, à quatre heures et demie de l'après-midi, les Docteurs Presno, Duplessis, Matias Duque et le soussigné. La visite faite aux malades soumis au traitement par le palétuvier rouge permit de constater les résultats suivants :.................................

« Joaquin Gonzalez : ce malade est atteint de gale à un degré d'infection tel que les manifestations de la gale masquent complètement les déterminations lépreuses, un rapport sur son état actuel étant donc impossible, de ce chef...........................

« Montero : même état qu'au moment de la visite précédente...................................

« Magistres : atteint *également* de gale. Manifestations lépreuses dans le même état.................

« Mustelier : même état...........................

« Montes : ce malade présente un décharnement furfuracé très marqué...........................

« Carneiro : notablement amélioré (1).............

« Le budget correspondant est adopté. — (Signé) : Dr Manuel Bango y Léon. — Dr Saladrigas.

Voici le dernier procès-verbal et le rapport sur les secondes expériences :

« En la ville de La Havane, le 27 juillet 1904, à l'hôpital de San Lazaro, s'est réunie la Commission de contrôle du traitement de la lèpre par le « palétuvier

(1) Les autres malades s'étaient enfuis de l'asile au moment où a eu lieu cette réunion.

rouge ». Cette Commission, comprenant les Docteurs Manuel Bango, président, Enrique Saladrigas, secrétaire, et les membres : Antonio Diaz Albertini, Gustavo Duplessis, José Presno, Alfonso Betancourt et Aristides Agramonte, commença l'examen minutieux des malades soumis au traitement des Docteurs Duque et Moreno, après approbation du procès-verbal de la séance précédente. La Commission commence aussitôt l'étude et la comparaison des schémas. Il existe deux séries de malades en ce qui concerne les effets du traitement. La première série est composée de cinq malades ayant commencé le traitement le 8 février 1902 ; la seconde série comprend des malades pour lesquels le traitement commença en juin et août 1903.

Premier malade de la première série

Félix Carneiro. — En commençant le traitement, il avait 15 ans et était atteint de lèpre depuis six ans. Bacilles de Hansen dans la lymphe.— Lèpre tuberculeuse et maculeuse, type *morphea nigra*. — A ce moment, Carneiro présentait au front, au nez, aux joues et au menton des taches de couleur violacée ; on observait de plus un épaississement de la peau de ces régions ; oreilles de couleur violacée intense, de grosseur double des dimensions normales. L'oreille gauche mesurait huit centimètres de hauteur et cinq de largeur ; la droite sept et demi sur cinq. Quelques tubercules aux deux oreilles. Taches sur la poitrine et sur l'abdomen, étendues et violacées. A la partie antérieure des deux bras, taches violacées et lépromes au nombre de six, de la grosseur d'un pois-chiche, douloureux à la pression et de couleur rouge vif. Aux avant-bras et à la partie antérieure des mains, taches violacées, ainsi qu'aux cuisses, jambes et pieds (partie antérieure). Dans le dos, dans les régions fessières, aux membres supérieurs et inférieurs, sur toute leur étendue, taches violacées ; petits doigts rétractés en flexion ; cinq tubercules aux bras. Aux mains et aux doigts, tubercules ; à la main droite, un tubercule gros comme une grosse olive et un autre plus petit sur la phalange du petit doigt, à quatre centimètres du précédent ; à la main gauche, deux tubercules, un au doigt majeur et un autre plus grand au petit doigt. Disséminés sur les autres régions du corps, surtout aux fesses, huit lépromes de diverses grandeurs, sensibilité normale. — Rhinite ulcéreuse, avec croûtes ; alopécie des sourcils (extrémité externe) et du reste du corps. — L'état général de ce malade, en commençant le traitement, était loin d'être satisfaisant. La croissance était arrêtée, son poids était de 68 livres, sa taille celle d'un enfant de moins de 10 ans.

Examen de Félix Carneiro le 1er juin 1903, lorsqu'on choisit les malades formant la seconde série. — Partie antérieure du corps. Le front est d'une couleur foncée s'étendant à toute la face, plus marquée à la lèvre supérieure, au menton et au nez. L'oreille gauche mesure sept centimètres sur quatre ; elle est infiltrée avec tubercules sous-dermiques sur le bord libre du pavillon, peau de couleur foncée. L'oreille droite mesure sept centimètres sur quatre et demi ; mêmes lésions que l'autre. —Cou normal.—Poitrine et abdomen normaux. Bras et avant-bras : légère ectasie veineuse. — Mains : la droite présente une flexion du petit doigt, et de l'ectasie sanguine, plus marquée qu'aux bras ; la gauche présente une légère contraction du petit doigt. — Cuisses normales. — Pieds infiltrés sur les bords internes. — Partie postérieure du corps : cou et tronc normaux ; dans les régions fessières, taches violacées ; au côté droit, un tubercule sous-dermique gros comme un poids chiche. Bras et avant-bras normaux, exception faite d'un tubercule au bras gauche. A la main gauche, un tubercule, ainsi qu'au petit doigt. — Les sourcils repoussent, sauf du côté externe. Bacilles de Hansen. — Poids 82 livres.

Examen de Félix Carneiro aujourd'hui : Partie antérieure du corps ; peau de couleur rose sans infiltration ni sclérose. Face et nez comme le front, avec, dans les régions malaires et au menton une teinte légèrement foncée et violacée. L'oreille gauche mesure six centimètres et demi sur quatre, et la droite six centimètres sur trois et demi ; couleur rosée foncée légèrement violacée, avec infiltration du bord du pavillon; ces manifestations sont plus accentuées à l'oreille droite, et présentent deux tubercules sous-dermiques; un seul à l'oreille gauche. — Cou, thorax, abdomen, membres supérieurs et inférieurs dans toute leur étendue normaux. Dans les régions fessières seulement, de petites taches brunâtres ; asphyxie de la peau, siège autrefois de tubercules sous-dermiques sans sclérose ni infiltration; au petit doigt du côté droit, un petit tubercule ramolli. Peau du tubercule légèrement infiltrée et de couleur rosée; doigt en flexion. — Beaucoup de bacilles de Hansen dans la lymphe des oreilles. — Poids actuel : 109 livres. — Etat général excellent.

Second malade de la 1re Série

Rosa Rosas, 18 ans, malade depuis 9 ans. En commençant le traitement pesait 109 livres. — A ce moment, bacilles de Hansen dans la lymphe. Elle présentait alors les manifestations suivantes de lèpre mixte :

Partie antérieure du corps : — Front : au-dessus de l'arcade sourcilière une zone blanche formant contraste avec la couleur du reste de la peau, rougeâtre au centre et plus foncée sur le côté ; peau épaissie. — Sourcils peu fournis. — Face rouge foncé. — Au menton, une grosse tache de lépromes. — Aux pommettes, grosse plaque de tubercules sous-dermiques. — Rhinite hypertrophique — Oreilles et peau infiltrées avec lépromes. Thorax et abdomen normaux. — Aux bras et aux avant-bras, taches, lépromes dermiques et hypodermiques, lépriides circinées. — Couleur de la peau violacée ; infiltrée et épaissie. — Mains normales. — Aux cuisses, lépromes de grosseurs variables, depuis un grain de maïs jusqu'à un un pois chiche, peau violacée et infiltrée. — Aux jambes, atrophie de la peau et sclérose, avec quatre ulcères trophiques à la jambe droite et trois à la gauche et des cicatrices ; peau de couleur brun foncé et un peu sclérosée.

Partie postérieure du corps. — Région dorsale, taches de couleur foncée. — Cuisses, jambes et pieds, ainsi que les bras et avant-bras, mêmes manifestations qu'à la partie antérieure. Mains : peau fine quelque peu infiltrée et avec des lépromes isolés. — Sensibilité : dans les régions envahies par le mal, l'insensibilité est complète. — En Février 1903, le malade était dans le même état. — Poids 100 livres. — Beaucoup de bacilles de Hansen dans la lymphe.

Troisième malade de la 1re Série.

Armando Mustelier, Métis, de Cuba, 15 ans, atteint de lèpre depuis 7 ans, poids 95 livres. Quand il a commencé le traitement, il présentait les manifestations d'une lèpre mixte avec manifestations tuberculeuses dominantes. — Soumis au traitement par le « Palétuvier rouge » le 9 février 1902. — Bacille de Hansen dans la lymphe. — Front et face bouffis, de couleur foncée, et avec infiltration de la peau du menton ; il existe de petits lépromes confluents, de couleur jaune foncée. — Nez déformé, aplati, os nasaux grossis (périostite). — Rhinite hypertrophique ex-ulcérée. —

Lèvres épaisses et enflées. La moitié externe des sourcils fait défaut. Oreilles grosses, augmentées de grandeur; la gauche mesure neuf centimètres sur cinq, la droite huit sur quatre et demi. — Couleur violacée. — Les mains, coudes, pénis, fesses, genoux et la face antérieure des jambes sont les seules parties du corps présentant des stigmates de la maladie (augmentation de volume des mains et des doigts, lesquels sont ronds, grossis sur toute leur étendue et couverts de taches foncées violacées avec cicatrices), — Au pénis, il existe un gros léprome envahissant tout le prépuce, lequel est long (quatre centimètres), avec phimosis. Dans les régions fessières, lépromes, — Peau des jambes (partie antérieure) infiltrée, avec un ulcère à la jambe droite. Aux pieds, mêmes manifestations qu'aux mains. — Sensibilité émoussée dans les régions envahies. — En février 1903, on compare l'état de ce malade avec les schémas et descriptions antérieurs et la Commission exprima son opinion en disant que les manifestations suivantes sont les mêmes observées chez ce malade, opinion qui fut ratifiée plus tard. — Poids actuel 123 livres. — Beaucoup de bacilles de Hansen dans la lymphe (1).

Premier malade de la 2e Série

Joaquin Gonzalez. — En commençant le traitement, ce malade avait 13 ans. — Atteint de lèpre mixte depuis 7 ans. — Poids 59 livres. — Bacilles de Hansen dans la lymphe. — Partie antérieure du corps : front de couleur vineuse, peau infiltrée, de même que les arcades sourcilières ; paupières infiltrées. — Le nez, le reste de la face et les oreilles infiltrées et de couleur

(1) L'autre malade abandonna le traitement volontairement huit mois avant la rédaction de ce rapport. C'est pourquoi il n'en est pas fait mention ici.

vineuse. — Rhinite ulcéreuse. — Taches jaunâtres au centre sur le cou; sur les épaules, petites taches, ainsi que sur l'extrémité externe de la clavicule, surtout à gauche. Sur le thorax, vers les bords externes, taches carmélites; infiltration des tissus de l'épigastre et des hypocondres, droit et gauche, couverts de taches érythémateuses et de couleur carmélite foncé; peau plus pâle dans les régions hypogastrique et pubienne; la peau du pénis infiltrée vers le prépuce. Sur le bras droit, des taches carmélites, confluentes, s'étendant sur tout l'avant-bras; il y a de l'infiltration de la peau de ces régions; main infiltrée, avec la face palmaire rouge. Sur le tiers supérieur du bras gauche, cicatrices chirurgicales; cette région, de même que l'avant-bras et la main, présentent des manifestations identiques à celles du côté droit. — Les cuisses, les genoux et les jambes présentent des érythèmes généralisés, de couleur vineuse claire. — Pieds et orteils infiltrés.

Partie postérieure du corps : le dos, les épaules et la légion lombaire présentent les mêmes lésions que la partie antérieure du corps, avec même forme d'érythème, en taches plus ou moins grandes. — De cette région jusqu'aux pieds, taches généralisées, confluentes, de couleur vineuse claire, avec une teinte bronzée. Sur la plante du du pied gauche, un ulcère perforant de 2 centimètres sur 2 millimètres. — Sensibilité : analgésie et anesthésie des deux avant-bras, ainsi que dans les régions malaire, nasale et au menton. Même distribution pour la thermo-anesthésie. Sensibilité disparue sur presque toutes les taches du corps.

Etat actuel de ce malade.— Front et face de couleur grisâtre, avec taches de rousseur, légère infiltration; menton et oreilles dans le même état, Au cou, petite tache couleur brun clair. Thorax et abdomen : taches de même couleur, sans infiltration. — Aux cuisses, une lépride écailleuse, à la partie médiane, cinq centimètres sur deux et demi. A la face interne, taches de couleur brun foncé, sans infiltration. Genoux infiltrés, jambes normales; cicatrices à la malléole droite; pieds et orteils infitrés. — Épaules et bras de couleur foncée sans infiltration : sur le biceps gauche, petite lépride. — Aux avant bras, légère infiltration des bords externes, et, au tiers inférieur, léprides presque confluentes ; mains et doigts très infiltrés; à la face palmaire, la peau est luisante. Peau du pénis infiltrée, un tubercule du côté droit du gland. — Partie postérieure du corps : Cou, régions de l'omoplate, régions dorsales, même aspect qu'à la partie antérieure du corps; sur le reste de ce côté du corps, quelques taches violacées dans les régions fessières et fémorales. A la jambe droite, cicatrices; normale ainsi que la jambe gauche. Pied droit, normal ; pied gauche, deux ulcères perforants, l'un à l'articulation du gros orteil, l'autre au premier métatarsien. — Sensibilité notablement restituée. — Bacilles de Hansen en grand nombre dans la lymphe. — Poids 63 livres.

Second malade de la 2e Série

Eligio Diaz. — Age 13 ans, en commençant le traitement. — Atteint de lèpre depuis 5 ans. — Poids 70 livres. — Bacilles de Hansen dans la lymphe. — Présente les manifestations suivantes de lèpre mixte : — Partie antérieure du corps : peau du front luisante et coloration foncée. — Arcades sourcilières infiltrées, avec peu de poils. — Régions sus-orbitaires; peau infiltrée. — Nodules sous-dermiques aux pommettes. — Région nasale; peau rouge érythémateuse et congestionnée. — Rhinite ulcérée; deux lépromes aux commissures des lèvres. Nodules sous-dermiques au menton, peau rosée et congestionnée. Oreilles agrandies, violacées et infiltrées, douloureuses à la pression, nodules sous-dermiques dans les lobules : à la partie médiane de l'oreille gauche, un léprome dermique. — Pubis normal. — Cuisses : peau violacée foncée, avec infarctus des ganglions du triangle de Scarpa, nodules sous-dermiques et peau infiltrée. — Genoux et jambes : peau violacée et infiltrée avec lymphangite et plaques de tubercules sous-dermiques. Aux cuisses, léprides. Les pieds, couverts de léprides, surtout aux bords externes, présentent une coloration rouge foncé; peau infiltrée.

Partie postérieure du corps : — Cou et peau du tronc normaux. — Régions fessières : plaques de tubercules sous-dermiques plus grandes à gauche : à droite, de couleur violacée. Aux bras, plaques de tubercules sous-dermiques, plus marqués à gauche; au bord interne de ce côté, existe une zone de tubercules sous-dermiques. Cuisses et jambes, même état qu'à la partie antérieure. — Sensibilité disparue à l'oreille gauche sur une zone de deux centimètres; à l'oreille droite, thermo-anesthésie. Aux avant-bras, anesthésie et analgésie, ainsi qu'au coude droit. A la partie antérieure des deux jambes une zone de deux centimètres de largeur, sur toute la longueur.

État actuel du malade : — Partie antérieure du corps : Front normal, les sourcils commencent à repousser partout. Face légèrement infiltrée ainsi que le menton. — Bord du pavillon des oreilles, trois ou quatre tubercules (lépromes); pavillon légèrement violacé, sans infiltration. — Thorax et abdomen normaux; les poils du pubis commencent à repousser. — Ganglions du triangle de Scarpa légèrement engorgés; tubercules récents. — Les cuisses et les jambes présentent des taches foncées. — La peau du tiers inférieur des jambes est de couleur légèrement foncée, légèrement sclérosée. Pieds normaux. — Aux bras et avant-bras, lépromes en petit nombre et de dimensions réduites. Mains normales.

Partie postérieure du corps : Cou et peau du tronc normaux. Aux bras et avant-bras, petits tubercules, six à huit de chaque côté. — Régions fessières normales, avec de petites taches foncées, sièges de tubercules sous-dermiques (cinq ou six). — Jambes, même état que partie antérieure. — Pieds normaux. — Sensibilité passablement restituée. Thermo-anesthésie et analgésie font défaut dans les tiers inférieurs des jambes. Bacille de Hansen dans la lymphe. — Poids actuel, 83 livres.

Troisième malade de la 2e Série

José Manuel Montero, né à Matanzas, 12 ans, atteint de lèpre depuis un an. — Poids au moment de commencer le traitement (15 octobre 1902) : 53 livres. Présentait alors les manifestations cliniques suivantes de lèpre mixte avec manifestations tégumentaires dominantes. Bacilles de Hansen dans la lymphe.

Partie antérieure du corps : Front normal; face normale, sauf région malaire droite où il existe deux tubercules.. — Taches rouges aux oreilles, tissu induré; un tubercule au lobule de l'oreille gauche. Thorax et abdomen normaux. — Taches sur les bras ainsi que sur les avant-bras surtout du côté droit; deux tubercules sur le bord externe; mains enflées sans être œdémateuses; doigts normaux. — Taches étendues sur les cuisses, surtout à gauche. Tubercules sur les deux rotules.

Partie postérieure du corps : Cou normal ainsi que la peau de tout le tronc jusqu'à la région fessière. — Taches sur les bras, surtout sur le gauche; un tubercule près du coude. — Régions fessières : taches étendues de même que sur les cuisses et jambes; à la jambe droite, deux tubercules. — Toutes ces taches sont de couleur rose. — Sensibilité abolie dans les régions et points envahis.

État actuel de ce malade : — Poids 58 livres. — Partie antérieure du corps : à l'oreille droite, un tubercule sur le lobule et peau quelque peu violacée, avec légère infiltration du bord libre. — Côté droit de la face; taches de couleur violacée, avec légère infiltration du bord libre. — Côté droit de la face; taches de couleur violacée, pas très intense; menton dans le même état; moins de lésions dans la région malaire gauche. — Les autres manifestations que présentait ce malade ont disparu et la sensibilité est absolument normale.

Quatrième malade de la 2e Série

Juan Pedro Montero, né à Matanzas, 20 ans, atteint de lèpre depuis 6 ans. — Poids, 103 livres, en commençant le traitement par le palétuvier rouge.

Présentait alors les manifestations cliniques suivantes de la lèpre : Beaucoup de bacilles de Hansen. Partie antérieure du corps : front normal; chute des extrémités extrêmes des deux sourcils. Léger érythème des joues, ainsi qu'au menton; oreilles infiltrées et de couleur violacée; du côté gauche de la lèvre supérieure quelques poils de moustache. Cou normal. — Thorax couvert d'acné; sur l'abdomen une zone de couleur rougeâtre, avec taches carmélites. Anciennes cicatrices aux hypocondres. — Léprides maculeuses érythémateuses et circinées au bras droit. A l'avant-bras droit, asphyxie dermique, surtout à l'extrémité inférieure; paume de la main droite congestionnée, de couleur rouge violacé, asphyxie dermique; la dernière phalange du doigt majeur fait défaut, et le petit doigt est en flexion. — Petites taches érythémateuses au bras gauche et, sur l'avant-bras gauche, mêmes lésions que sur le droit, mais plus prononcées et paume de la main moins rouge. — A la partie antérieure du pénis, un tubercule de $0^{cm}2 \times 0^{cm}02$. A la cuisse droite, ganglions du triangle de Scarpa engorgés ; sur le tiers médian et inférieur, couverte de taches et de tubercules sous-dermiques. — Toute cette partie est dépourvue de poils. Peau de la rotule épaissie. — A la jambe droite, mêmes manifestations que sur la cuisse ; au pied, asphyxie dermique, avec un petit ulcère plantaire sur le gros orteil. Le membre inférieur gauche présente sur toute son étendue les mêmes manifestations que le droit.

Partie postérieure du corps : Cou normal. Épaules et dos couverts d'acné. — Sur le dos, côté droit, deux taches de couleur cuivrée. — Sur les régions fessières, peau luisante, asphyxie dermique, pas de poils, cicatrices sur le flanc gauche. — Sur les bras, macules ; sur les avant-bras et mains, mêmes manifestations qu'à la partie antérieure, ainsi que pour les membres inférieurs. — Sensibilité fait complètement défaut aux mains et aux deux avant-bras, à la cuisse gauche et aux pieds.

État actuel. — Partie antérieure du corps : sourcils et moustache presque restitués. — Face normale ; lobules des oreilles infiltrés ; thorax et abdomen normaux, avec acné. — Bras et avant-bras normaux. — Mains avec légère asphyxie dermique, plus marquée du côté droit. — Taches foncées aux cuisses, sièges d'anciens tubercules, qui n'existent déjà plus. — Pas d'infiltration de la peau. — Jambes et pieds normaux, peau du genou gauche avec une plaque infiltrée. — Les poils du corps ont repoussé.

Partie postérieure du corps : asphyxie de la peau des mains, surtout à droite ; sur le reste du corps, pas de manifestations de la lèpre. — Sensibilité revenue en veaux accès de fièvre, plus élevés et plus persistants, atteignant 39 et 40°. La bronchite empira, l'expectoration augmenta et la malade abandonna le traitement.

Troisième Observation

La dame X....., Cubaine, 33 ans, mère de quatre filles, est atteinte depuis 14 ans de lèpre mixte. — Pas d'antécédents lépreux dans la famille. — Elle est mince et n'a pas d'appétit. La dislocation de ses pieds l'a réduite à circuler avec des béquilles. Ses pieds sont tournés en dedans ; la malade prend appui sur les malléoles externes, qui sont ulcérées, sur le bord externe et même un peu sur la face dorsale du pied. De plus, il y a des ulcères perforants au nombre de trois de chaque côté. La face est d'une couleur gris rosée ; la peau est rugueuse, le tissu adipeux diminué ; elle ne peut pas fermer complètement les yeux, à cause de la chute de la paupière inférieure. Le nez est déformé par l'effondrement des os nasaux. Les oreilles sont dans le même état que la face. De grandes taches couvrent la poitrine, le ventre et le dos, mais sans infiltration ni sclérose de la peau. Sur les avant-bras, de volumineux tubercules, épais, aplatis et ulcérés ; la peau des mains est scléreuse, ulcérée au niveau des articulations de tous les doigts ; le petit doigt, l'annulaire, le majeur des deux mains sont fléchis. Les muscles inter-osseux et les muscles des éminences hypo-thénar des deux mains sont atrophiés. Vastes ulcères sur les cuisses et les jambes. Petite ulcération sur les amygdales. Le larynx est rouge, avec de petites ulcérations ; la malade est aphone ; elle présente des accès de fièvre qui tantôt sont d'origines lépreuse et tantôt le résultat probable d'infections secondaires au niveau des ulcérations ; les ulcères et autres points lésés sont complètement anesthésiés.

Les règles, normales jusque il y a 5 ans, ont disparu à ce moment.

L'examenmicroscopique de la lymphe de la peau des oreilles décèle le bacille de Hansen. Je fus appelé à la voir le 9 octobre 1904 et la soumis sur le champ au traitement « Moreno-Duque » ; au bout d'un mois, l'appétit avait augmenté ; trois mois après, les ulcères avaient diminué d'étendue, la suppuration diminuait aussi ; la malade avait engraissé d'un kilogramme. Au sixième mois, les tubercules avaient encore diminué, les ulcères se cicatrisaient, sauf ceux des mains, à tout instant blessés ainsi que ceux des pieds. Au huitième mois, les règles reparurent. La malade, alors, s'améliora visiblement; la sensibilité reparaît par petites plaques ; les ulcères restants, ainsi que les tubercules, persistent, mais très diminués.

Une grossesse survient, et ce contre-temps contrarie le traitement par des vomissements et les autres troubles de la gestation. Celle-ci arriva à terme et il naquit une belle et saine petite fille, qui, depuis, n'a pas présenté de troubles. La malade eut des suites de couches parfaites. On recommença le traitement ; l'amélioration ne se poursuivit pas, la fièvre reprit, pendant une durée de deux mois et demi environ, obligeant à suspendre le traitement; l'estomac, se montrait, en effet, intolérant pour le médicament. Peu de temps après, de nouveaux ulcères s'ouvrirent sur les cuisses et les jambes qui guérirent au bout de trois mois d'un traitement bien dirigé.

Quatre mois après, ses vêtements prirent feu et la malade eut des brûlures étendues au premier et au second degré sur les jambes et le tiers inférieur des cuisses. Ces brûlures guérirent parfaitement et d'une façon normale.

Survient une nouvelle grossesse, avec les mêmes

inconvénients au point de vue du traitement; au bout de neuf mois, naît une autre petite fille belle et saine qui le reste depuis. Suites de couches normales. Deux mois après la fièvre reparaît, les ulcères se rouvrent, la malade entre dans une période fébrile avec suppuration abondante; une bronchite aggrave les symptômes de la laryngite lépreuse et la malade meurt dans le marasme, au mois de février de cette année.

Etant donné l'amélioration initiale de cette malade, peut-être aurait-on obtenu, sinon une guérison complète, au moins une grande amélioration, si les inconvénients de la grossesse n'avaient empêche de suivre régulièrement le traitement.

Quatrième Observation

X....., Mexicain, de 22 ans, occupant une haute position. — Atteint de lèpre mixte depuis l'âge de 9 ans. Comme symptômes de son mal, il présentait une chute des cils et des sourcils, l'effondrement de ses os nasaux; la peau de sa face était d'une couleur gris sombre; ses oreilles flasques et leur lobule allongé, sans beaucoup de tissu graisseux, et de même couleur que la face. Sur la poitrine, le ventre, les cuisses, sont de larges taches de couleur rouge vineux, parsemées de tubercules en nombre variable et de diverses dimensions. Trois petits ulcères à la partie interne du tiers inférieur de la région tibiale droite. Peu avant l'apparition de la lèpre, le malade avait eu une rougeole grave qui laissa comme sequelle une néphrite chronique et une endocardite avec insuffisance des valvules mitrales et aortiques, lésions assez bien compensées.

Ses urines contenaient 35 centigrammes d'albumine par litre, un petit nombre de leucocytes, des cellules rénales et des cylindres hyalins. La quantité des urines était de 1600 à 1750 grammes par 24 heures.

Je fus appelé à Mérida (Mexique) le 20 Décembre 1902, afin de lui ordonner un traitement convenable. Je fus accompagné dans ce voyage, sur la demande d'un parent du malade, par le Docteur Aristides Agramonte, professeur de bactériologie à notre Ecole de médecine ; il trouva dans la lymphe prélevée à la peau des oreilles le bacille de Hansen.

Insensibilité complète des oreilles et des régions cubitales.

Le traitement « Moreno-Duque » fut institué dès mon arrivée, le 24 du même mois, et appliqué le 1er jour de l'an 1903. Un mois plus tard, le malade m'écrit son contentement.

Il se sent amélioré, plus agile et plus dispos. En avril, survient un accès fébrile qui dure quelque huit jours, avec une température de 38 à 39° ; en Juillet de la même année, il me demande de retourner au Mexique; je le trouve très amélioré : il avait gagné 6 kilogrammes ; la peau de la face et des oreilles moins flasque et de couleur plus normale, les taches et les tubercules diminués d'étendue ; l'urine, de quantité et de qualité normales : il ne reste en effet, que des traces d'albumine; les cylindres, les cellules rénales ont disparu. Les ulcères sont cicatrisés. Cette amélioration reste stationnaire ; dans le mois qui suit ma seconde visite, le malade tombe dans un état neurasthénique, désespérant de recouvrer la santé ; la fièvre paraît de nouveau pendant 18 jours, avec albuminurie. Le malade perd 2 kilogrammes. En cet état, il se voit intenter un procès injuste par un de ses concitoyens, et, pour éviter l'action de la justice, il « *s'enfuit* », accompagné d'un serviteur fidèle, et s'établit sur la côte marécageuse du Yucatan, où il possédait une maison de campagne. Il y mène une vie horrible, jusqu'à ce que, après six mois, ses parents purent le racheter, moyennant la somme de 250,000 francs. Là-bas en plein bois, il continua à souffrir de fièvre à 37°. Son cœur et ses reins s'aggravèrent et, en novembre 1904, il me demande une nouvelle visite :

Je le trouve aggravé, non quant à sa lèpre, mais quant à son cœur et à ses reins; l'albumine a augmenté (1 à 3 grammes par jour); il y a un œdème marqué des jambes ; le malade présente des accès d'angine de poitrine. En décembre de cette année, il se marie et meurt d'angine de poitrine en février 1905.

RÉSULTATS DES EXPÉRIENCES
Faites à la Léproserie de la Havane

Grâce à des démarches que je fis pendant l'année 1905, j'obtins du Gouverneur militaire de Cuba, M. Leonardo Wood, l'autorisation de faire des expériences officielles à la léproserie de La Havane, expériences contrôlées par une Commission de cinq médecins, nommés par le Comité directeur de cet hôpital. Cette commission était composée des docteurs : Manuel Bango, ancien professeur de clinique chirurgicale de notre Ecole de médecine, Enrique Robelin, Francisco Vildosola ; sur ma demande, y furent nommés les docteurs Aristides Agramonte, professeur de bactériologie, et Luis Montané, professeur d'Anthropologie. Cette commission fut augmentée de deux délégués de notre Académie de Médecine et Sciences Naturelles : ce sont les docteurs, Enrique Saladrigas, actuellement professeur adjoint de clinique médicale, et Alphonse Betancourt.

Les expériences commencèrent le 8 février 1902 : les malades furent choisis par le docteur Antonio Moreno et par moi. On en prit dix sur les cent-vingt-quatre qui se trouvaient à la léproserie : on les étudia soigneusement, vérifiant le diagnostic de lèpre tant par la clinique que par l'examen bactériologique.

Comme ces expériences furent faites d'une façon très anormale et anti-scientifique, car les conditions les plus élémentaires ne furent pas remplies, je vais copier quelques-uns des procès-verbaux rédigés au cours de ces expériences, afin que l'on puisse se faire une idée exacte de la valeur de cette expérimentation ; en effet, elle ne put pas donner tous les résultats attendus par le Docteur Moreno et par moi, les épreuves étant, par conséquent, presque nulles.

Si l'on me demande pourquoi je consentis à faire ces expériences, je répondrai qu'il n'était pas possible de faire autrement. Il nous fallait, au Docteur Moreno et à moi, tenter une épreuve, quelle qu'elle dût être, pour voir si, de cette façon, nous pouvions mettre un terme, sinon au doute, du moins à la moquerie dédaigneuse et cruelle de la plupart de nos collègues.

Pour donner une idée de la façon de vivre des malades soumis à notre expérimentation et de la façon dont ils observaient le traitement, disons : 1° que l'alimentation était insuffisante, en quantité comme en qualité ; 2° qu'il n'y avait même pas de bains chauds pour les malades hommes et que les femmes n'avaient même pas d'eau froide ; celles-ci se baignaient deux fois par an ; 3° que les malades soumis au traitement vivaient avec le reste des hospitalisés dans un milieu peu hygiénique, qu'ils s'échappaient souvent de l'hôpital, suspendant le traitement pendant six à trente jours. Quelle opinion se former après de pareilles épreuves ? Les Docteurs Bango, Agramonte, Saladrigas et Betancourt l'ont bien compris et conseillèrent d'insister encore sur ces études, étant donné les résultats favorables de ces expériences si défectueuses. Ils conseillèrent également qu'on essayât de réprimer les fuites des malades soumis aux premières expériences : sur les dix malades, cinq seulement auraient continué le traitement d'épreuve : on aurait choisi sept autres malades pour porter à douze le nombre des sujets, soumis à la méthode « Moreno-Duque ».

Les secondes expériences furent réalisées dans des conditions un peu meilleures. L'alimentation fut augmentée et améliorée, des bains chauds furent procurés à tous les malades, mais on ne put empêcher ni les fuites, ni la promiscuité avec les autres hospitalisés. On ne put même réussir à améliorer l'hygiène du milieu, au point que la *gale* en vint à constituer une maladie *terrible*, répandue parmi tous les malades. La Commission ne put formuler un jugement sur l'état des malades, la *gale* venant compliquer la lèpre. Les employés de l'hôpital disaient qu'il serait impossible d'*exterminer* la vulgaire gale chez ces malades, à moins qu'une Inspection du Service de Santé, envoyée sur ma demande et sur celle de la Commission, ne prit des mesures efficaces contre l'épidémie de gale, si *difficile* à combattre.

Je ne publierai que quelques-uns des observations et procès-verbaux les plus importants de la Commission :

Voici ces documents :

« En la ville de La Havane, le 8 février mil neuf cent deux, à quatre heures de l'après-midi, se sont réunis à l'Hôpital Saint-Lazare, MM. les Docteurs Luis Montané, Francisco I. Vildosola, Aristides Agramonte et Enrique Robelin, membres de la Commission nommée par le Comité de Patronage du dit asile pour étudier le traitement de la lèpre par le palétuvier et pour enregistrer les résultats, d'après les essais que feront les Docteurs Duque et Moreno; les Docteurs Enrique Saladrigas et Alphonse Betancourt, représentant l'Académie des Sciences, le Docteur Enrique Barnet, représentant l'Association Médico-pharmaceutique; les Docteurs Antonio Moreno et Matias Duque, et le soussigné, Directeur Administrateur du dit Etablissement, tous convoqués par le Docteur Duque qui désirait les mettre au courant de la série de travaux que le Docteur Moreno et lui ont l'intention de mener à bout, ainsi que de la forme que l'on doit adopter pour les entreprendre.

« Après avoir échangé quelques impressions avec ses collègues, le Docteur Vildosola dit qu'il y a lieu de considérer cette réunion comme réunion non officielle, les convocations n'ayant pas été faites par le Docteur Bango, duquel elles auraient dû émaner, en sa qualité de Vice-Président du Comité de Patronage.

« Il déclare, afin de mettre au courant de la raison d'être de la présente réunion, les docteurs présents : que, depuis quelque temps déjà, le Docteur Duque fait des démarches pour tâcher de faire une série d'expériences sur le traitement de la lèpre par le palétuvier, suivant la méthode adoptée par le Docteur Moreno et par lui; qu'il fit une demande, à cet effet, au Service de Bienfaisance et des Hôpitaux (Departamento de Caridad y Hospitales), demande qui fit l'objet d'un rapport favorable du Comité de Patronage, lequel autorisa ces expériences, en nommant, pour les contrôler, les Docteurs Bango, Robelin et Vildosola; que cette Commission fut complétée, sur la demande du Docteur Duque, par les Docteurs Montané et Agramonte. Tout ceci sera exposé à la réunion ou assemblée constitutive qui aura lieu dans quelques jours. Afin de tout préparer, pour pouvoir gagner du temps, on a procédé à diverses opérations préliminaires, la première ayant été le choix de malades fait par le Docteur Duque, en présence des Docteurs Bango, Agramonte, Alfonso et Vildosola, le Docteur Agramonte ayant prélevé aussitôt de la lymphe sur tous les malades choisis, afin de faire les préparations bactériologiques correspondantes. En second lieu, le Docteur Duque s'est chargé des malades, en présence des Docteurs Alfonso et Vildosola; ce dernier commença dès lors à faire, de son côté, des préparations bactériologiques de la lymphe des malades choisis. La troisième de ces opérations préliminaires est la présente réunion.

« Le Docteur Duque dit que, dans ses expériences, il guérira socialement les malades dans un délai d'un an environ, suivant leur état, et que, dans un délai égal, la guérison médicale serait obtenue d'une façon absolue ; toutefois, il ne peut pas faire cette affirmation d'une façon formelle, car seul le temps peut en décider, mais les malades, dit-il, présenteront une incontestable transformation de leur état ; après ce temps, on ne trouvera plus trace de stigmates de lèpre et il n'y aura plus de bacilles dans la lymphe. L'amélioration commencera à se manifester après le premier mois de traitement par une augmentation de l'appétit et du poids, par l'absence des douleurs musculaires (lépralgies) et par un sommeil réparateur. Cette amélioration peut être, parfois, altérée par une exacerbation momentanée du mal, après laquelle l'amélioration s'accentue de nouveau avec une plus grande netteté. A partir du septième mois, ces fluctuations dans la maladie sont rares, la convalescence devenant alors franche. Les malades choisis commenceraient le traitement dès ce jour.

« Prirent alors la parole les Docteurs Moreno, Saladrigas, Betancourt, Duque, Agramonte et Vildosola, l'accord se faisant finalement sur les points suivants :

« 1° La prochaine réunion aura lieu le jeudi 13 courant, à trois heures de l'après-midi, à l'Hôpital ;

« 2° Le Docteur Bango présidera la Commission, qui aura pour Vice-Président le Docteur Vildosola et pour secrétaire le Docteur Alfonso ;

« 3° Le Docteur Duque présentera à cette réunion le schéma de la forme du mal et les observations des malades, lesquelles seront discutées et approuvées d'une façon définitive ;

« 4° Le Directeur de l'Hôpital présentera les portraits des malades soumis au traitement.

« Les docteurs présents examinèrent alors les malades soumis aux expériences, et la séance est levée. — (Signé). Docteur A. Betancourt. — Docteur Luis Montané. — Manuel J. Alfonso. — Docteur Enrique Saladrigas. — Aristides Agramonte. »

Le 6 juillet 1902, la Commission s'est réunie et a rédigé le rapport suivant, sur la proposition du Docteur Aristides Agramonte :

« Après discussion, la Commission décide de consigner dans ce rapport les points suivants : 1° tous les malades soumis au traitement depuis cinq mois sont visiblement améliorés ; — 2° cette amélioration consiste : dans la cicatrisation de la plupart des ulcères (chez un des hommes, il en reste deux sur les 42 qu'il avait en commençant le traitement ; chez une femme, il reste deux ulcères, sur les trois qu'elle avait, et chez une autre, il en reste un, sur les trois qu'elle présentait avant le traitement) ; dans le bien-être général que ces malades déclarent éprouver depuis qu'ils sont soumis au traitement ; dans le ramollissement et la suppuration des tubercules chez certains malades (Carneiro, Torres) et la résorption des lépromes chez la plupart, ainsi que la résolution apparente de l'infiltration et de la sclérose de la peau ; — 3° la sensibilité se rétablit progressivement dans certains cas (Valdès, Mustelier) ; — 4° le malade Torres, à en juger par l'examen clinique et bactériologique, est atteint de tuberculose pulmonaire, et, pour éclaircir ce point d'une façon absolue, il y a lieu de faire une inoculation expérimentale avec les crachats de ce malade ; — 5° le malade Daniel Enriquez ne présente pas de bacilles de la lèpre dans la lymphe (recherches bactériologiques répétées par les Docteurs Vildosola, Duque et Agramonte), tandis que ces bacilles existaient au début du traitement, le 22 février. Les tubercules des oreilles ont disparu : il n'en reste plus qu'un à l'oreille droite, perceptible seulement au toucher, et situé dans la profondeur du pavillon. La mamelle du même côté présentait au début du traitement, un tubercule hyperplasié de la glande, de la grosseur d'un gros pois-chiche; le tubercule est aujourd'hui gros comme un petit haricot et ne peut être reconnu que par le toucher. La rougeur de la face et des oreilles a disparu, ainsi que l'infiltration et l'épaississement. Les sensibilités tactile, thermique et douloureuse sont normales, à la partie interne des doigts auriculaires et dans la région cubitale des deux bras. Son poids a augmenté de quelques livres (107 à 110); son aspect est excellent, ainsi que son état général. »

Le 25 février 1903, la Commission rédige le rapport suivant :

« Daniel Enriquez. — Chez ce malade, qui fut toujours considéré comme le meilleur de tous ceux choisis pour les expériences, il n'y a plus de bacilles de Hansen dans la lymphe. Deux tubercules qui siégeaient, l'un à l'oreille gauche, l'autre à la poitrine, ont disparu, de même que les autres manifestations de la lèpre. L'état du malade est incontestablement amélioré.

« Armando Mustelier. — On a observé chez ce malade une particularité digne d'être notée, en ce qui concerne les bacilles : le 11 février 1902, jour où l'on commença le traitement « Moreno-Duque », il avait très peu de bacilles; le 26 juillet, second examen bactériologique, il en avait beaucoup; le troisième examen, le 28 octobre, en décela un très petit nombre, tandis que celui fait le 16 février 1903 mit en évidence de très nombreux bacilles. Quant aux phénomènes somatiques les plus visibles, le cou, le tronc, les épaules et les bras paraissaient normaux; aux avant-bras et aux mains, tout était normal, sauf la sensibilité, très diminuée. Le premier examen ne révélait rien d'anormal sur les cuisses. A la face et aux oreilles, il existait des érythèmes et des infiltrations sensibles, ainsi qu'un léprome peu perceptible au lobule droit. Le doigt annulaire droit étant infiltré et toujours fléchi ; les autres doigts étaient normaux. Aux parties externes des fesses, léprides érythémateuses en plaques. La partie intérieure des fesses est normale; il existe un léprome sur le bord libre du prépuce, et, sur les jambes, des léprides papulo-érythémateuses et quelques ulcères. Dans l'état actuel, seuls le cou et les cuisses paraissent normaux; les épaules et le tronc, normaux au premier examen, présentent à celui-ci une plaque dure intra-dermique douloureuse à la pression; la mamelle gauche a sensiblement augmenté de volume, mais moins que la droite. Ce dernier examen décèle à la face un petit léprome sur le front, et un autre, plus grand, sur l'arcade sourcilière gauche ; les joues, le nez et le menton sont pigmentés avec quelques papules ; les oreilles sont infiltrées et sensibles, ainsi que les mains, les bras et les avant-bras, qui présentent, le bras gauche un léprome aplati et le droit une pigmentation marquée à la partie postérieure. Les avant-bras de ce malade, au dernier examen, présentent une éruption papulo-vésiculeuse, surtout le droit. Les doigts ont grossi par suite d'infiltration, des plaques dures entourent tout le bord du prépuce. Les genoux et les jambes sont kératodermiques, avec des plaques lichenoïdes sur le genou droit. Pendant le temps que ce malade a été soumis au traitement, j'ai observé l'apparition d'un ulcère sur chaque jambe le 16 septembre 1902, ulcères qui se cicatrisèrent le 19 décembre 1902. La comparaison de ces symptômes et de l'examen bactériologique pour ce malade paraît être défavorable au traitement.

« José Torres. — Peu de bacilles dans la lymphe, examinée le 19 octobre 1901, avant le traitement. Le 11 février 1902, en commençant le traitement, beaucoup de bacilles ; le 26 juillet, grand nombre de bacilles ; le 28 octobre, le nombre en a diminué ; le 11 février 1903, il a augmenté notablement. Les épaules et le cou seuls sont indemnes chez ce malade de toutes lésions lépreuses. Dans tous les autres organes, il y a des lépromes, des infiltrations, des léprides en quantité plus ou moins grande ; aux genoux et aux pieds, quelques lépromes ulcérés. Aux avant-bras, aux jambes et au tronc, les lépromes sont confluents et très sensibles. Le dernier examen clinique de ce malade ne montre guère de changement. Le cou, les épaules et les mains paraissent normaux (au premier examen, seuls les épaules et le cou semblent être indemnes). Il apparaît également que les infiltrations et les lépromes répandus presque partout, comme nous l'avons dit, étaient un peu moindres lors du dernier examen. Ce malade ne paraît donc avoir tiré du traitement d'autre parti que la très légére réduction des lépromes de la face et des mains. Je dois signaler que sa tuberculose pulmonaire, qui avait débuté avant le traitement « Moreno-Duque », a progressé rapidement dans ces derniers temps.

« Juan Valdés. — Bacilles de Hansen en petit nombre dans la lymphe, avant le début du traitement, le 19 octobre 1901, ainsi que lors des examens bactériologiques faits pendant le traitement, le 11 février 1902 et le 23 juillet de la même année. Le 28 octobre 1902, toujours très peu de bacilles, mais, le 11 février 1903, l'examen bactériologique en montre un nombre plus grand. L'examen clinique montre que tous les organes et toutes les régions de ce malade sont envahis par des manifestations plus ou moins visibles de lèpre. Les lobules des oreilles étaient légèrement infiltrées ; les épaules, quoique sans grandes manifestations extérieures, présentaient une grande plaque d'anesthésie du côté droit ; les mains étaient notablement déformées par la mutilation de l'annulaire de la main gauche et des quatre derniers doigts de la main droite ; il existait au cou, au tronc, aux bras, aux jambes, aux cuisses et aux fesses, des lépridcs érythémateuses d'importance variable et anesthésie des deux bras. Au premier examen, on trouva plus de 40 ulcérations, lesquelles furent en se cicatrisant ; le 6 août 1902, il n'en restait plus que deux, mais elles reparurent de nouveau avec plus de vigueur et en plus grand nombre dans ces derniers temps, les unes se cicatrisant et de nouvelles apparaissant, bien qu'en nombre moindre que dans cette dernière poussée. Il est bon, cependant, pour rendre hommage à la vérité, de signaler que ce malade, d'un caractère passionné, et, par suite d'un érotisme exagéré, abandonna à plusieurs reprises le traitement, pendant peu de temps, il est vrai, et se livra à des orgies bachiques. Aussi, à vrai dire, ce malade a tiré bien peu parti du traitement.

« Félix Carneiro. — Bacilles de Hansen en grand nombre dans la lymphe, le 19 octobre 1901. Au début du traitement, le 11 février 1902, l'examen de la lymphe donne un résultat négatif ; le 16 juillet, le nombre des bacilles est grand, le 23 juillet, il y en a peu, ainsi que le 28 octobre, tandis que le 11 février 1903, on en trouve un grand nombre. L'examen clinique de ce malade montre que, aussi bien sa face que ses bras, avant-bras, cuisses, jambes et pieds, étaient marqués par les signes caractéristiques de cette triste maladie. La face et les oreilles surtout étaient infiltrées de lépromes à la pommette droite, avec des lépridcs érythémateuses sur toute la face, les infiltrations des oreilles donnant au malade un facies particulier. A part le cou, indemne de ces manifestations, tout le reste du corps en était parsemé. Le dernier examen démontra, de façon évidente, que les lésions indiquées et si nettement caractérisées lors du premier examen, paraissaient se trouver dans un état de régression manifeste, parfaitement d'accord avec la sensibilité tactile presque complètement revenue. On peut déduire de cette observation que ce malade s'est soumis avec une docilité relative au traitement ordonné.

« Claudio Santos Espinosa.—Nombreux bacilles dans la lymphe avant d'être soumis au traitement « Moreno-Duque » (11 octobre 1901) ; au début du traitement, le 23 février 1902, l'examen de la lymphe donna un résultat négatif ; les examens bactériologiques faits les 26 juillet 1902, 31 octobre 1902 et 10 février 1903 décelèrent beaucoup de bacilles. Au début du traitement, ce malade présente de l'érythème des régions infra-orbitaires, ainsi qu'au tronc, aux bras, avant-bras, cuisses et jambes ; anesthésie marquée des mains et des doigts, infiltrations très accusées du lobule des oreilles. Au dernier examen clinique, il semble que les symptômes légers que le malade présentait lorsqu'il commença le traitement se sont modifiés dans un sens favorable, pendant cette époque, malgré l'irrégularité avec laquelle ce malade suivit le traitement, car il s'enfuit quatre fois de l'Asile, hors duquel il se trouvait livré à lui-même et il négligeait toute hygiène. Il y a lieu de remarquer que l'état mental de Santos Espinosa démontre que son intelligence n'est pas normale. Il est regrettable que ce malade n'ait pas pu suivre le traitement avec plus de régularité, on ne peut, dans ces conditions, conclure à l'utilité ou à l'inutilité du traitement « Moreno-Duque ».

« Rosa Rosas.— Beaucoup de bacilles dans sa lymphe à tous les examens bactériologiques faits du 11 février 1902 au 11 février 1903. — Examen clinique au début du traitement : le cou est normal, comme chez presque tous les malades ; épaules, pieds et doigts normaux. Dans tous les autres organes, infiltrations, lépriides érythémateuses, lépromes insensibles plus ou moins développés et quelques ulcères dans les lépromes des jambes. Au dernier examen, le cou est toujours normal, mais les organes indemnes lors du premier examen sont le siège de légers érythèmes et de plaques d'insensibilité. Tous les autres organes sont presque dans le même état ou quelque peu plus mal ; ses pieds même qui ne présentaient aucune lésion lors du premier examen, se trouvent, au moment du dernier, couverts de léprides pigmentaires, avec ulcères plus ou moins grands et abolition de la sensibilité dans la région dorsale du pied droit et diminution de la même dans le pied gauche. L'état de cette malade semble s'être aggravé au cours du traitement.

« Cipriana Flores. — L'examen de la lymphe donne un résultat négatif lorsque l'on commence le traitement ; aux analyses successives, l'on a trouvé des bacilles, mais toujours en petite quantité, même le 11 février 1903 (dernière analyse).—L'examen extérieur de cette malade, enregistré dans le premier schéma, démontre que les oreilles, les mains, les pieds, les doigts et les orteils sont normaux. La face est de couleur très rosée ; un léprome au menton, lequel est infiltré ; la sensibilité est conservée ; les léprides érythémateuses couvraient le reste de ses téguments dans les parties non indiquées comme indemnes. Le dernier examen extérieur ne révèle aucun changement par rapport au premier ; mais cette malade présente deux poussées aiguës pendant le traitement « Moreno-Duque ». Cette malade semble avoir été indifférente au traitement.

« Mercédès Fernandez. — Beaucoup de bacilles dans tous les examens faits de sa lymphe. L'examen extérieur de cette malade démontre, comme chez presque tous, que la peau du cou et des épaules résiste plus que celle des autres régions aux manifestations du mal; chez cette malade, le cou et les épaules ne présentent aucun stigmate. Plaques érythémateuses sensibles à la face, au menton, aux oreilles, aux bras et avant-bras. Quelques ulcères de diverses dimensions aux cuisses, aux jambes et aux pieds. Le dernier examen de cette malade paraît démontrer une exagération des symptômes observés au premier examen. L'état de cette malade s'est aggravé.

« Elvira Gomez. — Beaucoup de bacilles, toujours en grand nombre lors de toutes les analyses faites de la lymphe de cette malade. L'examen extérieur de cette malade montre une lésion de la peau, généralisée à la face, le cou, les bras, avant-bras, cuisses, jambes et pieds, sont caractérisés par une coloration vineuse très vive (facies rouge de Cayenne), état qui persiste, bien que sensiblement amélioré, la peau étant plus douce, moins épaisse et la coloration plus claire. Il est incontestable que eette malade s'est améliorée par le traitement.

« La Commission, exception faite du Docteur Robelin, considère Daniel Enriquez comme guéri socialement. — Il n'en est pas de même pour les autres malades dont on peut dire qu'ils n'ont répondu à aucune des conditions fondamentales que les Docteurs Moreno et Duque promettaient pour la guérison sociale. Aucune des manifestations présentées par ces malades ne nous donne le droit de penser que le Palétuvier rouge est un traitement spécifique de la lèpre. »

Le Docteur Robelin n'est pas d'accord avec le rapport précédent et tient à émettre son opinion personnelle, que voici :

« Les résultats obtenus — après un an d'expériences — sur les lépreux de l'hôpital de San Lazaro, soumis au traitement par le palétuvier rouge (Red Mangrove des Anglais) sont venus s'ajouter à nos désillusions après une longue pratique, l'état des malades pouvant se déterminer par les renseignements et les schémas que présente la Commission nommée pour ces essais.

« Les malades n'ont pas cessé de présenter toutes les alternatives inhérentes à la lèpre et bien connues de tous ceux qui sont familiarisés avec cette bacillose.

« Un simple coup d'œil jeté sur les schémas nous démontre que les poussées d'érythèmes, léprides érythémateuses dans leurs variétés érythémo-écailleuses, pigmentaires et vasculaires, de même que les plaques infiltrées, lépromes congestifs ou ulcérés, nodules aplatis, taches sphacéliques, etc., etc., n'ont pas cessé de se présenter malgré la méthode de traitement employée.

« Il ne pouvait en être autrement si l'on tient compte de ce que la lèpre, maladie essentiellement chronique, est constituée par une série de poussées subintrantes qui expliquent la mobilité des divers symptômes, avec d'apparentes améliorations partielles qui ne sont que des déplacements morbides de forme ambulante ou erratique qui nous obligent, malheureusement, à être de simples spectateurs désarmés, car l'expérience démontre notre impuissance absolue, non seulement pour prévoir les poussées latentes, mais même pour juguler les poussées présentes.

« Et, s'il est vrai que certains malades paraissent présenter des améliorations, je doute, d'ailleurs, qu'elles soient permanentes, comme le démontrent les exemples multiples pris dans la littérature lépreuse de cas où, avec la meilleure foi du monde, des cliniciens renommés et de grand prestige ont cru à la guérison, et qui, après un temps plus ou moins long, ont récidivé; nous ne pouvons pas tomber dans les mêmes errements, et nous sommes tenus à la plus élémentaire prudence, en n'émettant pas de jugements prématurés et en ne considérant pas les simples améliorations comme des guérisons définitives.

« Actuellement, les malades traités par le palétuvier restent aussi lépreux qu'avant de prendre la plante tannifère cubaine.

« Et, pour être logique dans mes appréciations, je dois exposer l'opinion que je m'étais faite sur le traitement de la lèpre par le palétuvier, ainsi qu'elle est présentée dans mon travail intitulé : « *Del Mangle rojo en el tratamiento de la lepra con resultados favorables y presentado en la seccion de Sifilis y Dermatologia del Tercer Congreso Pan Americano efectuado en La Habana.* » (1).

« Je disais ce qui suit : « Quand le Docteur Unna, de Hambourg, publia son traitement au moyen des agents réducteurs, je m'empressai d'essayer parmi nous ce nouveau système de traitement; les premiers essais en ont été faits à l'hôpital de San Lazaro, ainsi que l'on peut le voir par le travail de thérapeutique expérimentale que j'ai publié dans la *Cronica Médica Quirurgica* de La Havane, année 1887. J'obtins des résultats très favorables, je soulageai beaucoup de malades, aussi bien à l'hôpital que dans la clientèle, mais je ne réussis à guérir aucun lépreux; du travail que je fis résultait la supériorité du traitement de Unna, comparé à celui

(1) Le Docteur Robelin ne dit pas à ce Congrès que c'était le Docteur Duque qui lui avait communiqué et appris la façon d'administrer le palétuvier, en lui faisant rectifier sa façon de faire.

dont on faisait alors usage, l'huile de Chaulmoogra, qui procurait une certaine amélioration, mais qui, étant un violent chloro-anémiant, usait le malade d'une façon alarmante. Avec la méthode de Unna, les malades se tonifiaient d'une façon visible et obtenaient une amélioration notable du mal; tout ceci, avec l'immense avantage de ne pas altérer les fonctions digestives, tandis que le Chaulmoogra les altérait profondément. Nous avons aujourd'hui un autre « médicament », le « palétuvier rouge », et, toujours dans l'espoir d'obtenir quelque avantage sur les méthodes antérieures, nous l'avons employé sur divers lépreux de l'hôpital, avec des résultats assez satisfaisants. Ce médicament peut se prendre en pilules ou en cachets; il est parfaitement assimilable et ne produit aucun phénomène gastro-intestinal. Sous son influence, le malade recouvre rapidement ses forces, se tonifie, a plus d'appétit, et il accuse une amélioration remarquable dans toutes ses manifestations. Les lépromes diminuent de volume et pâlissent. Les poussées aiguës et congestives caractéristiques de cette maladie sont moins violentes, et les réactions fébriles qui les accompagnent disparaissent souvent rapidement et tardent à se présenter de nouveau. Je dois insister sur ce point, car il constitue un grand avantage dont il est nécessaire de tenir compte. Les congestions hépatiques, produites sans aucun doute par la présence des lépromes dans les tissus, diminuent, ainsi que les douleurs pseudo-rhumatismales qui, à mon sens, ne sont que des lépralgies, accompagnant souvent le malade d'une façon persistante. L'emploi du palétuvier modifie notablement la rhinite lépreuse ainsi que l'épistaxis, et l'amélioration se maintient souvent pendant quelque temps. Il est incontestable que l'état du malade s'améliore, il se remet et engraisse, cette amélioration encourageant grandement le pauvre malade, qui entrevoit la possibilité d'arriver à guérir... Triste illusion!... Le palétuvier rouge fait ce que nous venons de dire, mais rien de plus, jusqu'à présent (1).

« D'autres médications ont obtenu presque le même résultat, mais toutes échouent, toutes sont impuissantes à guérir d'une façon définitive le lépreux. Pendant les dix-sept ans de pratique de ces affections que nous avons, nous avons toujours vu l'échec le plus complet de tous les systèmes destinés à obtenir la guérison des lépreux. »

« Mes appréciations antérieures que je viens de citer, étaient basées sur un très petit nombre de malades lépreux, observés seulement pendant trois ou quatre mois, laps de temps trop court, à la vérité, pour pouvoir juger d'une façon absolue les qualités d'un traitement.

« Et cela est si vrai que, s'il nous avait fallu émettre notre opinion quatre mois après le début des essais sur le groupe actuel de lépreux soumis au palétuvier, notre jugement aurait été bien différent, car l'état de tous s'était amélioré; mais ce jugement, lorsqu'il s'agit d'une maladie aussi perfide et aussi traîtresse, eût été bien risqué, ainsi que le démontrent les résultats obtenus aujourd'hui, après douze mois d'expériences.

« Aujourd'hui, j'ai pu apprécier dans les meilleures conditions, l'action thérapeutique du palétuvier rouge, l'ayant vu essayer pendant toute une année sous l'intelligente direction de ses apôtres de propagande les plus fervents, et je me vois obligé à retirer un grand nombre des éloges que je lui avais décernés alors.

« Mais, pas plus autrefois que maintenant, le palétuvier n'a pu guérir aucun lépreux, *quod erat demons-*

---

(1) Il n'y avait que quatre mois que le Docteur Robelin employait le palétuvier lorsqu'il prononça ce jugement décisif....

trandum, ce qui n'a pas pu être obtenu non plus avec aucun des mille et quelques médications connues à ce jour, parmi lesquelles je dois signaler d'une façon toute particulière le Chaulmoogra (Gynocardia odorata) et le traitement de Unna qui sont ceux ayant pu le mieux améliorer les lépreux.

« Eu égard à l'état actuel des malades qui constituent le groupe expérimental actuel, je déclare, en *toute honnêteté scientifique*, qu'il me serait impossible d'affirmer que ces malades sont guéris *socialement*, et je peux seulement dire que chez les *uns* ils existe une certaine amélioration, que d'*autres* restent dans le « statu quo », avec des changements plus ou moins légers, et, enfin, que les *derniers* vont beaucoup plus mal.

« Nous avons, par conséquent, un médicament de plus à ajouter à la liste longue et inépuisable de drogues (ce qui, à la vérité, n'en prouve pas l'efficacité) préconisées contre ce terrible mal.

« A mon avis, la preuve est faite que le palétuvier, jusqu'à présent, ne guérit pas la lèpre ; il la soulage ou non, de même que les autres médicaments préconisés jusqu'ici, et je crois inutile de continuer, à partir de ce moment, à faire partie de cette Commission de recherches, que je remercie des nombreuses preuves de confiance données au plus modeste de sesmembres. — La Havane, 21 février 1903. — Signé : Docteur E. Robelin. »

Le Docteur Aristides Agramonte présenta cet autre rapport (1) :

Docteur Aristides Agramonte, professeur de bactériologie et de pathologie expérimentale. — Faculté de Médecine. — Université de La Havane. — Cuba. — 25 fé-

(1) Le Docteur Aristides Agramonte fut membre de la Commission Américaine qui étudia la théorie de la transmission de la fièvre jaune par le moustique « Stégomya ».

vrier 1903. — M. le Président de la Commission de Contrôle des essais de traitement de la lèpre par le palétuvier rouge, — Monsieur. Il serait absolument inacceptable, au point de vue scientifique, que j'exprime dans ce rapport mon opinion catégorique, si elle n'était pas appuyée par les faits que j'ai considérés pour la formuler, faits reconnus par tous mes collègues de la Commission et enregistrés par les procès-verbaux des réunions que nous avons tenues au cours de l'année dernière pour décider de la valeur de ce traitement. Le fait d'avoir réuni en bloc dix malades de constitutions différentes, dans des périodes distinctes de leur maladie, atteints de formes cliniques différentes du mal, et d'habitudes différentes, pour les soumettre au même régime thérapeutique, mais suivi par chacun d'eux à sa façon, crée pour nous la nécessité de les considérer un à un et de soumettre notre criterium dans chaque cas, aux propositions suivantes, tout au moins :

1° Présence du germe infectieux;

2° État primitif de la maladie et antécédents de sa marche avant le traitement;

3° Cours ultérieur de la maladie;

4° Méthode et régime auxquels le malade a été soumis.

Il m'a paru tout à fait injuste et inefficace pour l'objet honnête que nous nous proposons, de comparer l'état des malades le premier jour du traitement, avec leur état à une date plus ou moins récente, comme s'il s'agissait ici d'une maladie aiguë caractérisée par un seul accès se terminant par la guérison ou par la mort, et non d'une affection chronique, caractérisée par des poussées successives qui ne gardent pas de périodicité exacte et que, jusqu'à présent, personne n'a pu dire guérissable. Si nous maintenions notre opinion fondée sur le critérium étroit et injuste que j'ai signalé, nous pourrions considérer comme très amélioré un cas qui ne le serait pas, mais qui, au moment du premier examen, se trouverait sous la réaction d'une poussée aiguë, et, lors du second examen, se trouverait en convalescence de poussées ultérieures, peut-être plus graves. Au contraire, un cas peut se trouver, au moment du premier examen, à une époque éloignée de sa dernière poussée, et, au second examen, en pleine poussée aiguë, que ni le traitement par le palétuvier, ni aucun autre traitement peuvent supprimer complètement (sauf dans certains cas et dans certaines conditions). On considérerait ce cas comme aggravé et, bien souvent, ce serait injuste. L'absence de bacilles de Hansen dans la lymphe de malades qui, cliniquement, sont des lépreux, n'a pas grande valeur, mais leur absence continuelle et permanente dans des cas où il y en avait précédemment, et qui ont perdu peu à peu les stigmates lépreux, a une valeur et une signification que les observateurs consciencieux et scientifiques ne peuvent pas mépriser. En commençant le traitement de la lèpre par le palétuvier rouge chez les dix malades choisis à cet effet, on constata la présence de bacilles de Hansen dans la lymphe de tous ces malades. (Procès-verbal du 23 février 1902). En même temps, furent faits des schémas de leurs lésions, en notant avec plus ou moins de précision leurs léprides, érythèmes, lépromes, plaques anesthésiques et infiltrées, etc., mais jamais avec les mêmes scrupules et avec les mêmes soins que lors du dernier examen, fait pour établir une comparaison entre le premier jour de traitement et celui du dernier examen. Dans le premier schéma, on nota les stigmates saillants ; le dernier révèle une recherche minutieuse de la part du Docteur Robelin. Ce fait, que le souci de la vérité m'oblige à signaler, peut facilement être démontré en tenant compte des procès-verbaux des réunions de la Commission en date du 16 septembre, du 12 octobre, du 19 décembre 1902 et du 8 janvier 1903. On photographia les malades du début du traitement, puis dernièrement; mais, même si l'on avait fait exprès, on n'aurait pas fait de clichés mieux appropriés pour dissimuler les améliorations que le traitement aurait pu provoquer; les dernières photographies sont tellement foncées qu'elles se trouvent être tout à fait inutiles pour le but dans lequel on les avait faites. La Commission ne possède, en fait d'histoires cliniques, que des données inutilisables parce qu'incomplètes et élémentaires; il manquait des analyses d'urines, que le Docteur Vildosola avait promis de faire, et un examen physique soigneux des malades, qui nous aurait évité de faire le diagnostic de tuberculose pulmonaire, dans le cas de Torres, six mois après le début du traitement. Si je fais ces observations, c'est parce qu'il serait illogique, anormal et peu sérieux que, pendant les essais du traitement, on allât en consignant dans des procès-verbaux le cours de la maladie de chaque cas et que, le dernier jour, on démontrât qu'il y avait précisément tout le contraire de ce que l'on avait observé pendant l'année. En se rappelant le cours des expériences pendant les six premiers mois, ainsi qu'il en est fait mention dans un procès-verbal sur la motion du Docteur Vildosola (26 avril), du Docteur Bango (29 mai) et par accord unanime (6 août), et en considérant les dix cas, nous pouvons affirmer ce qui suit :

1° Tous les malades étaient visiblement améliorés;

2° Cette amélioration consistait en : cicatrisation des ulcères, bien-être général qu'ils déclarent éprouver, ramollissement et disparition de lépromes, résolution apparente de l'infiltration et de la sclérose de la peau;

3° La sensibilité a été en se rétablissant dans certains cas;

4° Il a été démontré que Torres était atteint de tuberculose pulmonaire ;

5° Daniel Enriquez présentait les points suivants : Disparition du bacille de Hansen; les tubercules de l'oreille gauche avaient été en disparaissant, il n'en restait qu'un, uniquement perceptible par le toucher, dans la profondeur du pavillon de l'oreille, et de même pour la mamelle gauche; disparition de la rougeur de la face et des oreilles, de même que l'infiltration et l'épaississement de celles-ci. Augmente de 10 livres. Les extrémités des sourcils ont repoussé. Cicatrisation d'ulcères des fosses nasales.

Ces observations de pure impartialité étant faites, je passe à l'analyse des cas sous la forme indiquée :

N° 1. — Cipriana Flores

Cette malade souffrait de lèpre anesthésique avec léprides érythémateuses étendues et très peu de lépromes. Pendant le premier mois de traitement, elle s'améliora notablement, mais, au mois de mai, elle s'enfuit de l'hôpital et cessa, de ce fait, le traitement pendant un mois. Dans cet intervalle survint une poussée érythémateuse généralisée intense, dont elle souffre encore, la régression ne s'étant pas faite jusqu'au point elle se trouvait en commençant le traitement. Dans les procès-verbaux de la Commission, est enregistré ce qui suit :

16 Septembre. — Poussée récente de léprides. Léprome du menton diminué; poussées de léprides aux épaules, surtout à gauche;

12 Octobre. — Rien de nouveau n'est observé;

19 Décembre. — Rien de nouveau n'est observé;

8 Janvier 1903. — Léprides de la face de la dernière poussée très diminuées. Le léprome du menton a disparu; la poussée érythémateuse est apaisée. L'érythème de la droite est disparu, de même que le léprome du doigt majeur. La cuisse gauche présente une poussée récente avec trois ou quatre plaques d'infiltration.

Nous devons noter pour ce cas que les bains chauds quotidiens d'eau de palétuvier considérés par les Docteurs Duque et Moreno comme faisant essentiellement partie du traitement, n'ont été donnés à cette malade que pendant une quinzaine de jours, dans toute l'année.

N· 2. — Mercédès Fernandez

L'état de cette malade, au début du traitement, était satisfaisant, le temps écoulé depuis la dernière poussée étant important. La lèpre mixte dont elle est atteinte était passablement généralisée. Pendant le mois de mai, elle s'est enfuie de l'Hôpital et le traitement s'est trouvé suspendu pendant quinze jours, au cours desquels elle a mené une vie peu faite pour améliorer son mal. Au mois de septembre, après une amélioration évidente, s'est présentée une nouvelle poussée, la seule de toute l'année, de sorte que, bien que les ulcères qu'elle avait en février de l'an dernier soient cicatrisés, et que les tubercules et lépromes existant à cette même date aient disparu, elle présente aujourd'hui de nouvelles manifestations de la dernière poussée et relativement récente. — Les procès-verbaux signalent les renseignements suivants :

16 Septembre. — Face moins infiltrée, peau douce, moins d'infiltration des oreilles et du menton. Une nouvelle poussée paraît se déclarer aux brâs. Trois ulcères cicatrisés sur quatre au pied droit. Ulcération de la malléole du pied gauche, presque cicatrisée. — Une poussée générale débute.

12 Octobre. — Rien de nouveau n'est observé.

13 Décembre. — Rien de nouveau n'est observé.

8 Janvier 1903. — Plaque de tubercules sous-dermiques du côté droit; ulcère du pied droit presque cicatrisé. Ulcère du pied gauche cicatrisé.

On peut dire que, bien qu'il ait été amélioré au début et que la poussée ait été retardée, ce cas ne se trouve pas dans d'aussi bonnes conditions qu'au début. Les bains chauds d'eau de palétuvier ont également fait défaut ici. Traitement suspendu depuis le 9 courant.

N° 3. — Rosa Rosas

Il existait dans ce cas une bouffissure remarquable de la face avec nombreuses manifestations de la lèpre mixte, avancée, dont la malade était atteinte. Pendant les fêtes de Saint-Lazare, elle s'est enfuie de l'Hôpital et y est retournée vers le milieu de janvier, ayant mené une vie tranquille pendant son absence; bien qu'elle n'ait pas suivi le traitement, les lésions ne s'exacerbèrent pas. Les procès-verbaux de la Commission signalent ce qui suit :

16 Septembre. — Infiltration de la face diminuée, érythème diminué, ainsi que les infiltrations; insensibilité tactile des oreilles, lépromes du menton a diminué de grosseur; léprides du bras droit ont diminué; au coude et au bras gauche, quelques léprides; le reste est normal, lépromes des avant-bras diminués; mains moins infiltrées ainsi que les doigts et le tronc; léprides des cuisses quelque peu réduites. Ulcérations de la jambe gauche presque cicatrisées.

12 Octobre. — Rien de nouveau n'est observé.

12 Décembre. — S'est enfuie. Absente.

8 Janvier 1903. — Absente.

Comme on peut le voir, bien que pas très importante, l'amélioration indiquée chez cette malade, exception faite de quelques manifestations moins prononcées, a été évidente. Ont également fait défaut dans ce cas les bains chauds d'eau de palétuvier.

N° 4. — Elvira Gomez.

C'était là un des cas les plus avancés, parmi les femmes. C'est aussi celui que le traitement a le plus modifié. Les caractères les plus saillants de sont état primitif étaient : une couleur vineuse de la face et des bras, moins accentuée sur les parties couvertes, de l'infiltration et de la sclérose de la peau et des tissus sous-dermiques; elle présentait quelques lépromes. — J'extrais des procès-verbaux les renseignements suivants sur le cours de sa maladie :

16 Septembre. — Coloration moindre de la face et du cou, induration moindre des lépromes; l'infiltration des oreilles a diminué; peau épaissie, couleur moins vineuse qu'au début, des bras, avant-bras et mains. Peau des cuisses et des jambes plus lisse; la couleur primitive persiste, mais moins vive.

12 Octobre. — On n'observe rien de nouveau.

19 Décembre. — On n'observe rien de nouveau.

8 Janvier 1903. — Coloration moins vive. Ramollissement de l'infiltration de la face et des oreilles, la couleur des bras continue à s'éclaircir.

Il fallut suspendre le traitement pendant le mois de novembre par suite de l'apparition d'accès paludiques, de vomissements et de cardialgie ; les bains ont également fait défaut jusque vers le milieu du mois de janvier dernier. Malgré cela, l'amélioration dans ce cas a été effective.

N° 5. — Torres

Au début, ce cas paraissait être un de ceux convenant le mieux pour essayer le traitement et nous avions l'espoir d'en constater les effets sur les nombreux tubercules occupant la face, les oreilles, les fesses, etc.

Peu de mois après, il fut démontré qu'il s'agissait d'un cas de tuberculose pulmonaire avancé et les progrès de l'amélioration qui avait commencé n'ont pas été si rapides; malgré cela, la régression des lésions lépreuses superficielles est remarquable. — Les procès-verbaux de la Commission signalent ce qui suit :

16 Septembre. — Grosseur des lépromes de la face a diminué, sensibles, grosseur des lépromes des oreilles a diminué, ainsi que les manifestations du tronc et de l'avant-bras droit; lépromes du bras gauche cicatrisés; sensibilité tactile (mais non sensibilité thermique) aux doigts de la main droite; lépromes du prépuce et du scrotum ont diminué; à la cuisse droite, les lépromes ont diminué, ils sont maintenant miliaires; le léprome ulcéré du pied gauche est cicatrisé.

12 Octobre. — On n'observe rien de nouveau.

19 Décembre. — On n'observe rien de nouveau.

3 Janvier 1903. — Sensibilité aux lépromes de la face, sensibilité thermique restituée aux mains; il persiste des infiltrations au coude gauche. Deux plaques infiltrées sur chaque genou,

De tout cela, on déduit une amélioration de l'affection lépreuse qui n'a pas influé de même sur l'infection tuberculeuse pulmonaire.

N° 6. — Juan Valdés

C'était le plus grave des cas choisis par les Docteurs Duque et Moreno; il existait déjà des mutilations des mains, et le malade venait d'avoir successivement des poussées violentes se succédant rapidement avec désintégration et nombreuses ulcérations. Caractère violent, irascible, difficile et volontaire. S'enfuit de l'hôpital en mai, et mène une vie irrégulière pendant deux semaines. — A suivi le traitement d'une façon irrégulière, tantôt dégoûté, tantôt disposé à le suivre. A pris les bains avec la même irrégularité.— Je trouve, cependant, les renseignements suivants dans les procès verbaux de la Commission :

16 Septembre. — Erythème de la face modifié, il persiste de l'inflammation sus-orbitaire; sensibilité de la partie postérieure du cou revenue; érythème dorsal moindre. Sensibilité thermique abolie jusqu'à l'articulation du bras; lépromes des fesses cicatrisés, sauf 2; a augmenté de 3 livres.

12 Octobre, — On n'observe rien de nouveau.

1er Décembre. — A eu une poussée le mois dernier, constatée par les Docteurs Duque et Alfonso; il en résulta 58 ulcères dont 8 sont encore sans cicatriser. La sensibilité continue à revenir.

8 Janvier 1903. — Il a 13 ulcères aux jambes, 5 de plus que lors de l'examen antérieur.

En tenant compte de ce qui vient d'être exposé, on observe que le traitement a influé, tout au moins, sur la rapidité avec laquelle le malade a guéri des poussées ultérieures. Suspend le traitement le 9 courant.

N° 7. — Mustelier

L'affection présentait dans ce cas des manifestations isolées, surtout aux fesses et au prépuce.

Les procès verbaux de la Commission constatent ce qui suit :

16 Septembre. — Léprome du prépuce notablement diminué, de même que l'érythème des fesses; deux ulcères aux jambes, à la suite d'une chute. A engraissé de 2 livres.

12 Octobre. — On n'observe rien de nouveau,

19 Décembre. — Ulcères des deux jambes cicatrisés.

8 Janvier 1903. — Léger érythème de la face; bord de l'oreille gauche infiltré. L'érythème des fesses persiste encore. Mamelles développées.

partie dans les régions où elle n'existait pas au moment où le traitement fut commencé. — Beaucoup de bacilles dans la lymphe; poids actuel, 119 livres.

Cinquième malade de la 2e Série

Francisco Montes. — Lèpre tégumentaire avec dominante tuberculose. — Age 13 ans, malade depuis 4 ans. — Poids, en commençant le traitement : 48 livres. Bacilles de Hansen. — D'après le schéma du 1er juillet 1902, il présentait de l'érythème sur les deux régions malaires; nez et reste de la face normaux. — Muqueuse des fosses nasales rouge foncé, ulcérée et quelque peu hypertrophiée, avec formation de croûtes; en d'autres termes, souffre de rhinite chronique. — Oreilles congestionnées et légèrement infiltrées. — Cou, thorax et abdomen, normaux; hernie inguinale congénitale du côté gauche. — Érythème au scrotum. Partie supérieure des deux bras, desquamation épidermique et érythème diffus; les deux mains (partie antérieure) sont normales. — Aux deux cuisses (partie antérieure), la peau est épaissie, congestionnée et infiltrée, de couleur violacée avec petits tubercules sous-dermiques récents. Aux deux jambes, mêmes manifestations qu'aux cuisses.

Partie antérieure du corps; peau du tronc normale jusqu'à la région fessière, où il existe des plaques purpurines, avec desquamation épidermique. Au bras droit, trois plaques érythémateuses de couleur foncée, avec desquamation. — Cicatrices au coude. — Au bras gauche, légère desquamation; aux deux avant-bras, desquamation généralisée; mains normales. — Aux cuisses et aux jambes, manifestations identiques à celles de la partie antérieure. — Sensibilité normale.

État du malade, le 27 juillet 1904 : Toutes les manifestations cliniques de la lèpre qu'il présentait en commençant le traitement, ont disparu. Peu de bacilles dans la lymphe. — Poids actuel 70 livres.

Sixième malade de la 2e Série

Mario Freire, métis, cubain, 21 ans, atteint de lèpre depuis 4 ans; poids au moment de commencer le traitement (9 août 1903) 115 livres. — Lèpre mixte, avec forme tégumentaire maculeuse dominante. — Bacille de Hansen dans la lymphe. — Présente les manifestations cliniques suivantes :

Partie antérieure du corps : face et front, peau violacée avec infiltration ; oreilles mêmes manifestations. — Une tache jaunâtre au cou. Taches foncées au thorax ; main gauche hypertrophiée. — Cuisses avec plaques étendues de couleur violacée, avec la peau épaissie. — Jambes et pieds normaux. — Partie postérieure du corps : Cou normal ; sur les deux omoplates, une tache étendue de couleur foncée ; région fessières, macules avec peau épaissie. — Aux bras, macules qui s'étendent du coude jusqu'à la main avec infiltration et desquamation de la peau ; chute des poils du corps. — Sensibilité abolie dans les régions cubitales et nulle aux mains. Présentait de plus une polyarthrite très marquée, surtout aux articulations des genoux, pieds, coudes et mains, rendant la marche impossible et l'empêchant de vaquer à ses occupations.

État actuel : Partie antérieure du corps : Oreilles légèrement infiltrées, surtout la gauche, qui présente un petit tubercule au bord libre à la partie médiane. Les autres manifestations du début ont disparu ; la sensibilité revient à l'état normal et les poils du corps ont reparu. — Encore quelques bacilles (en petit nombre) dans la lymphe. — Poids actuel 122 livres.

Septième malade de la 2e Série

Rafael Magistres, Cubain, 18 ans, atteint de lèpre depuis 3 ans. — Commence le traitement le 9 juin 1903. — Poids 76 livres. — Présentait à ce moment les manifestations suivantes de lèpre neurotrophique.

Partie antérieure du corps : Oreilles infiltrées sur les bords ; rhinite du côté droit ; toutes les régions du cou aux cuisses sont normales. Bras et avant-bras normaux. — Aux mains, atrophie des éminences thénar et hypothénar et des muscles interosseux ; peau mince. — Cuisses : peau de couleur chocolat sale ; ganglions du triangle de Scarpa engorgés, surtout à gauche. Au genou gauche, ulcère en voie de guérison. Aux jambes, atrophie de la peau, malléoles un peu œdémateuses ; à la face dorsale de chaque pied, et au niveau de l'articulation des 3e et 4e orteils avec les métatarsiens correspondants, un ulcère de trois centimètres sur quatre.

Partie postérieure du corps : tout est normal, sauf les deux régions fessières où existent de légers érythèmes. —Aux deux coudes, ulcères avec croûtes, en voie de réparation, et à la plante de chaque pied un ulcère perforant correspondant à ceux du dos du pied. Sensibilité totalement abolie, dans la région des coudes, à la partie postérieure des mains, au tiers inférieur de la région cubitale, sur la moitié inférieure des jambes et aux pieds. — Bacilles de Hansen dans la lymphe.

Etat actuel. — Partie antérieure du corps normale, exception faite du pied gauche qui présente un petit ulcère au niveau de l'articulation des troisième et quatrième orteils avec les os du métatarse ; les ganglions du triangle de Scarpa sont quelque peu engorgés, surtout à gauche. — Lésions atrophiques des mains moins marquées.

Partie postérieure du corps. — Tout est normal, exception faite du pied gauche où il existe un petit ulcère plantaire correspondant à la partie dorsale. — Sensibilité restituée, excepté la thermo-anesthésie, qui manque dans le tiers inférieur des deux jambes et aux pieds. Un peu retardée dans les coudes.

Poids 102 livres. Bacilles de Hansen dans la lymphe en petit nombre.

On examina, en dernier lieu, le

Quatrième malade de la 1re Série

Daniel Enriquez, malade qui, en février 1902, pesait 107 livres (1) et fut considéré comme guéri socialement en février 1903, toutes les manifestations cliniques de la lèpre mixte ayant disparu, ainsi que les bacilles de Hansen de la lymphe. — Examiné aujourd'hui, ce malade continue en bonne santé, bien développé, robuste, sans aucune trace de son ancienne maladie, sans bacilles de Hansen dans la lymphe. — Pèse aujourd'hui 135 livres.

L'examen des malades terminé, et une fois les schémas faits par le Dr Agramonte et acceptés tous, la Commission nomme comme rapporteurs les Docteurs Presno, Saladrigas et Agramonte, qu'elle charge de rédiger un rapport sur le traitement de la lèpre par le palétuvier rouge. — La Commission décide de se réunir le 1er juillet pour la lecture du dit rapport. — L'ordre du jour étant épuisé, la séance est levée à six heures et demie du soir. — La Havane, 27 juin 1904.

Le président : Manuel Bango y Léon. — Le Secrétaire : Dr Enrique Saladrigas. — Membres ; Dr A. Betancourt, Dr A. Diaz Albertini, Dr. José A. Presno, Dr Aristides Agramonte, Gustavo Duplessis.

---

(1) Ce malade était enfermé depuis 8 ans à la léproserie de San Lazaro.

Monsieur le Président
de la République de Cuba.

MONSIEUR,

Nous avons l'honneur de soumettre à votre haute approbation le procès-verbal-rapport suivant : — En la ville de La Havane, le 1er juillet 1904, calle del Prado n° 34 1/2, domicile du Docteur Manuel Bango, président de la Commission de Contrôle des expériences faites pour vérifier le bien fondé des affirmations des Docteurs Moreno et Duque, se sont réunis les Docteurs Manuel Bango, Enrique Saladrigas (secrétaire), Antonio Diaz Albertini, Gustavo Duplessis, Aristides Agramonte, José Antonio Presno et Alfonso Betancourt, qui approuvent le rapport suivant : — Les Docteurs Matias Duque et Moreno sollicitèrent à la séance du 8 février 1903 un nouveau délai d'une année pour poursuivre, à l'hôpital de San Lazaro, les expériences sur le traitement de la lèpre par le « palétuvier rouge » ; ce délai étant écoulé, la Commission de Contrôle des expériences a l'honneur de vous exposer son opinion sur les travaux effectués par lesdits Docteurs Duque et Moreno. — N'ont continué le traitement pendant deux ans et demi que quatre malades, savoir : Rosa Rosas, N.-N. Mustelier, Felipe Carneiro et Daniel Enriquez. — Le traitement n'a pas eu d'effet sur les deux premiers malades, Rosa Rosas et Mustelier, et les poussées aiguës, ainsi que les symptômes correspondant à la maladie, se sont succédés sans modification apparente. Chez ces patients, la forme tuberculeuse domine. — Le malade Carneiro se trouve notablement amélioré, et Daniel Enriquez est complètement guéri, le germe spécifique ayant disparu de sa lymphe, après six mois de traitement. Le nommé Enriquez présente actuellement les cicatrices correspondant aux lésions disparues. — Il faut remarquer, de plus, chez ce malade, que, après être resté un an sans aucun traitement, ayant vécu occupé aux durs labeurs des champs, il ne s'est pas présenté chez lui de récidive de l'infection lépreuse. — Les autres malades qui appartenaient à cette série, abandonnèrent le traitement par le « palétuvier rouge » aussitôt après le rapport précédent. — Une seconde série de malades fut confiée aux Docteurs Moreno et Duque pour continuer leurs expériences; ces malades furent choisis par le Président de la Commission de Contrôle de ces expériences; ils s'appellent : Juan Manuel Montero, Francisco Montes, Eligio Diaz, Mario Freire, Juan Pedro Montero, Joaquin Gonzalez et Rafael Magistres. Ces malades ont commencé le traitement en mai 1903, sauf Mario Freire qui l'a commencé en août de la même année. — L'état de tous ces malades s'est notablement amélioré; mais, chez José Manuel Montero, Francisco Montes, Mario Freire et Rafael Magistres, l'amélioration a été plus appréciable que chez les autres; cette amélioration consiste dans la disparition presque complète des manifestations lépreuses de la peau et des muqueuses, dans le rétablissement de la sensibilité, quoique pas d'une façon complète chez tous, et dans la réapparition des poils du corps et des sourcils. Le bacille de Hansen, agent étiologique et spécifique de la lèpre, se trouve dans la lymphe de tous les malades (de même qu'au début du traitement) soumis au traitement des Docteurs Duque et Moreno. Il est juste de constater que les expériences ont été faites dans des conditions peu avantageuses, par suite, pour donner des résultats plus satisfaisants. — De cet exposé de faits, nous déduisons les conséquences suivantes :

1° — Le traitement n'a pas donné les résultats précis annoncés par les Docteurs Duque et Moreno, ainsi qu'en fait foi le procès-verbal de la séance du 8 février 1902, à laquelle ils promettaient la guérison sociale après un an et la guérison médicale après deux ans ou même moins;

2°—Daniel Enriquez est aujourd'hui guéri de la lèpre, sans bacilles de Hansen dans la lymphe, les dernières traces de son infection ayant disparu après un an de traitement. Pour ce malade, les pronostics des Docteurs Duque et Moreno se sont réalisés;

3°—Le «palétuvier rouge», par la facilité avec laquelle on peut le faire prendre au malade, par la tolérance de l'organisme pour ce médicament, bien qu'il ne paraisse pas être un spécifique, est à recommander pour le traitement de la lèpre.

Le Président : Docteur M. Bango y Leon. — Le Secrétaire : Docteur Enrique Saladrigas. — Les membres : Docteur A. Diaz Albertini, Docteur A. Betancourt, Docteur José A. Presno, Docteur Gustavo Duplessis, Docteur Aristides Agramonte (copie).

Incontestablement, d'après le résultat des expériences officielles, et si l'on s'en tient à la lettre du rapport de la Commission de Contrôle, on ne peut pas affirmer que le « Palétuvier rouge » soit le spécifique de la lèpre, mais ce n'est pas là une raison pour abandonner l'étude de cette médication, comme le voudraient certains médecins de cette ville, prétendant que c'est une matière épuisée et qui ne promet pas d'autres succès que ceux déjà obtenus. Celui qui pense de la sorte commet une grave erreur, d'abord parce que, ainsi que je l'ai déjà dit précédemment, les expériences ont été faites d'une façon irrégulière; ensuite parce que le temps pendant lequel a été appliqué le traitement n'a pas été suffisant; en effet, sauf quatre malades, traités pendant 29 mois, et avec de déplorables interruptions, les autres n'ont été soumis au traitement que pendant onze et treize mois, et encore avec des interruptions et dans des conditions hygiéniques déplorables.

De sorte que, si nous analysons le résultat et si nous étudions la façon dont a été faite cette étude et le milieu dans lequel elle a été réalisée, nous en concluons que le résultat a été brillant, car nous avons : deux malades seulement chez lesquels le traitement n'a produit que de légères modifications, trois très améliorés, cinq guéris socialement et un guéri *radicalement*, un an et demi avant le rapport de la Commission du 1er juin 1904.

Or, la Commission n'est pas d'accord avec le Dr Moreno et avec moi sur ce que l'on entend par guérison sociale de la lèpre. Elle entend qu'un lépreux est guéri socialement lorsque le diagnostic de lèpre n'est plus possible, ni cliniquement ni bactériologiquement. Mais il n'en est pas ainsi : quand ces résultats sont atteints, la guérison médicale radicale est obtenue. La Commission étant d'opinion contraire, elle ne déclara pas guéris socialement les malades : Rafael Magistres, José Manuel Montero, Francisco Montes, Mario Freire et Juan Montero; si elle l'avait fait, la première conclusion de son dernier rapport aurait été autre; elle aurait pu dire, alors, que ce que nous avions promis, le Dr Moreno et moi, s'était bien réalisé, Nous avions dit, en commençant les expériences officielles « que, en un an environ la guérison sociale serait obtenue et que, dans un second délai de même durée, la guérison médicale serait acquise » et il était entendu que nous ne voulions parler que de malades à la première et à la seconde période de la lèpre.

Le Docteur Moreno et moi comprenons — et nous n'avons pas changé d'avis — la guérison sociale sous la forme que j'ai expliquée au mois d'août dernier à la

Société Médicale d' « Estudios clinicos ». J'ai fait à cette Société une conférence sur la patho-hygiène sociale et j'y disais sur la lèpre ce qui suit :

« La lèpre, qui est un mal si ancien et qui a fait depuis des siècles des centaines de milliers de victimes, est encore considérée comme une maladie médicalement incurable, malgré la découverte des propriétés spécifiques du palétuvier rouge, faite par celui qui a l'honneur de parler devant vous, en collaboration avec mon très cher ami le Docteur Antonio Moreno ; maladie terrible par la façon dont elle défigure, par sa longue durée, de 10 à 30 ans, par les ulcères, gangrènes et mutilations qu'elle produit, par les douleurs qu'elle occasionne, par le dégoût et la répugnance qu'elle provoque, en un mot, par les souffrances qu'elle fait naître dans tous les ordres de la vie. Ce mal épouvantable, fléau de l'humanité depuis ses premiers âges, arrive à la guérison sociale grâce à des soins spéciaux, grâce à certaines drogues, par le simple changement de vie et parfois spontanément. A la vérité, la guérison sociale de la lépre est très rare, mais elle a été suffisamment observée pour être signalée par les auteurs de tous les temps.

« Qu'entend-on par guérison sociale de la lèpre ? Lorsque celui qui en est atteint n'en présente plus de manifestations visibles, quand tous ces téguments sont sains et quand on de trouve plus de bacilles de Hansen dans sa salive ni dans ses flux nasaux, en d'autres termes, quand aucun médecin ne pourra plus faire le diagnostic de lèpre, toutes les manifestations cliniques de ce mal ayant disparu, même s'il reste des traces de la maladie, pourvu que celles-ci soient insuffisantes, non seulement pour permettre le diagnostic, mais aussi pour qu'on ne puisse penser à la lèpre — dans ces conditions, la « guérison sociale » de la maladie est obtenue.

« On dit que, tant qu'il existe des bacilles de Hansen dans la lymphe prise précisément sur de très petites traces de la lèpre, le malade n'est pas guéri socialement. Mais alors, qu'appellera-t-on guérison médicale de la lèpre ? Il y a donc là une erreur; quand il n'y a plus de manifestations de lèpre, ni de bacilles dans la lymphe du lépreux, ni dans aucun organe, le malade est guéri médicalement.

« On ignore la façon dont la lèpre se transmet de l'individu malade à celui en bonne santé, mais ce qui est incontestable, ce qui est certain, c'est que, pour la contracter, il est nécessaire que le bacille de Hansen pénètre dans un organisme sain, et il semble certain aussi que ce bacille ne va pas à travers l'air gagner les voies respiratoires pour y porter l'infection, mais que, au contraire, celle-ci se produit lorsque le dit germe est mis en contact direct avec la peau dépourvue d'épiderme ou des muqueuses exfoliées ou ulcérées. Un bon exemple de ce que j'avance, c'est qu'à La Havane, malgré la présence d'un foyer d'infection important au centre même de la ville, le fléau a fait relativement très peu de victimes parmi ses habitants ; je veux parler de l'hôpital de San Lazaro, situé sur la côte même, dans un point central et en un des plus beaux quartiers de notre capitale. — Donc, lorsqu'un lépreux ne peut plus semer le microbe pathogène partout où il passe ou qu'il habite, quand il n'inspire plus de répugnance à personne, et quand sa face ne fait plus peur non plus, il cesse d'être un danger, une charge, et une crainte pour la société ; il peut alors lui être utile.

« On dira que ce que je soutiens est un sophisme, qu'on ne sait pas si un lépreux, en apparence, guéri, peut propager la maladie; mais la réponse est bien simple; j'ai déjà dit que ni la salive si ses mucosités ne contiennent l'agent pathogène, pas plus que la sueur ni la peau; pour pouvoir en vérifier l'existence, il faut, avec une pince, faire l'ischémie de la peau, précisément sur des manifestations lépreuses, et pendant l'opération, maintenir la peau, ainsi que l'épiderme et le derme, pour obtenir le lymphe pure où vit le bacille. Puisqu'il en est ainsi, je suis d'accord avec la science, tout au moins avec la science établie, qui décide de considérer les lépreux comme guéris socialement quand ils n'ont plus de manifestations, ou, s'ils en ont, quand elles sont presque insignifiantes, même s'il existe des bacilles dans la lymphe.

« Messieurs, pour que personne ne conserve de doute, je prie de lire la loi norwégienne de 1880 encore en vigueur, et qui a suffi pour arracher de Norwège la maladie de « Saint-Lazare ». Cette loi n'est pas barbare comme celle des îles Sandwich; elle indique dans quel état le lépreux doit être séquestré; elle marque parfaitement les états dangereux du malheureux malade et les états non dangereux, en ce qui concerne la propagation du mal. Le brillant résultat obtenu en Norwège, presque aussi brillant que celui obtenu chez nous pour la fièvre jaune, donne raison à ceux qui créent des lois aussi sages et aussi pieuses, qui surent mettre en harmonie les intérêts de la société avec ceux des pauvres lépreux et donne tort à ceux qui, aux îles Sandwich, faisaient et font encore emprisonner — il n'y a pas d'autre mot — tous ceux qui souffrent de la lèpre sur le territoire. — Dans son ouvrage, le Docteur Sawton a dit (page 423): « On ne peut assimiler un lépreux, forme tropho-neurotique, à un lépreux de forme tuberculeuse couvert d'ulcérations; il existe entre eux des différences considérables au point de vue du danger. »

« Le Congrès de léprologie de 1897 conclut ainsi : « La prophylaxie doit être sociale ou individuelle; elle variera, suivant qu'il s'agisse de foyer de lépreux ou de pays non lépreux, en tenant bien compte de la *forme* de la maladie et de l'*état* des malades. »

Par ce que je viens d'exposer, si je ne fais pas erreur sur la manière d'apprécier et de comprendre l'expression « guérison sociale de la lèpre », j'ai le droit d'exiger de mes chers collègues auteurs du rapport, la rectification de leur jugement sur la première conclusion du rapport à M. le Président de la République.

Le fait que le Docteur Moreno et moi nous n'ayions pas démontré officiellement d'une façon définitive et satisfaisante que la lèpre n'est pas une maladie guérissable par le palétuvier rouge, n'est pas un obstacle pour continuer à étudier ce traitement qui obtient des résultats tels que ceux exposés au cours de ce travail, résultats qui n'ont jamais été obtenus jusqu'à ce jour, par aucun des traitements préconisés contre ce mal, d'autant plus que les expériences officielles, je l'ai déjà dit et démontré, ont été réalisées dans des conditions déplorables.

Jusqu'ici, le pauvre lépreux est considéré comme un être dangereux pour la société et la façon de le traiter diffère peu de celle, horrible, d'époques éloignées. Enfermé dans des hôpitaux ou des asiles mal aménagés, il gémit sous le poids triste et douloureux de sa cruelle souffrance, écrasé par le dégoût et la terreur qu'il inspire aux autres et atterré par le changement brutal de son organisme qui l'altère tellement que, comme dit Zambaco, «le lépreux, à une certaine époque de sa maladie, perd le type anthropologique». Là, dans ces établissements mal nommés léproseries, où l'air lui-même semble attristé par tant de souffrances, le malheureux malade soupire après un remède, qui, au moins, le soulage, qui empêche la destruction de ses chairs, qui évite que ses membres et son visage se défigurent, qui fasse diminuer ses douleurs physiques en lui rendant plus supportable sa misérable vie ; là, dans cet antre de douleurs, ùo le lépreux n'a ni parents, ni amis, où il n'a pas les médicaments convenables pour obtenir une amélioration passagère, où le lépreux dont les ulcères distillent du pus, pousse des cris à cause de ses névrites ou de ses gangrènes, va d'un côté à l'autre de la léproserie, soit en marchant à tâtons par suite de la cécité que sa maladie provoque en lui, soit en se traînant par suite des déformations de ses pieds ; toujours pleurant et toujours couvert d'une sueur qui l'affaiblit, sans perdre, malgré tout, le désir d'aimer et d'être aimé, si bien que, à certains moments de sa cruelle existence, dans les moments éphémères de santé, il est saisi d'une véritable satyriase, et il se voit obligé par la loi, puisqu'elle ne permet pas le mariage des lépreux, à ne pas satisfaire le plus grand, le plus beau et le plus sublime sentiment de l'homme.

Ce qui apparaît aux yeux de celui qui visite ces asiles, ne peut être comparé à rien. A ce tableau divers de tristesses, de souffrances et de désespoirs, il ne manque rien pour être le Purgatoire décrit par Dante. Pour toutes ces raisons, je crois que n'importe quel traitement, même s'il se contente de soulager, sans guérir, des maux si terribles, doit avoir un immense intérêt, non seulement au point de vue scientifique, mais aussi au point de vue de la pitié, car c'est une honte pour la civilisation que ce mal ancien et légendaire produise encore tant de victimes, tant de douleurs et tant de souffrances.

Je vous prie donc de nouveau, hommes d'intelligence éclairée et de grand savoir, de vous intéresser à ce remède qui, parfois, produit la guérison, et qui soulage toujours.

APPENDICE

LA LÈPRE A CUBA

Puisque je parle de la lèpre, je vais étudier rapidement l'état de ce mal, épidémique dans notre pays. Je dis épidémique, car il existe incontestablement une épidémie, lorsque l'on voit un grand nombre d'individus atteints, en même temps, d'une maladie infecto-contagieuse; il y a ici, sans aucun doute, près de 2,000 lépreux, à toutes les périodes et avec toutes les formes du mal. Il n'y a pas de documents officiels pour faire une statistique complète, mais, par ce que j'observe, par les malades que je soigne, par ceux que soignent mes confrères et par ceux qu'il y a dans les léproseries de l'île, je ne crois pas exagéré le nombre des lépreux que je déclare plus haut.

Sur le territoire de Cuba, ainsi que je viens de le dire, il existe deux léproseries; l'une est située dans les environs de la ville de Santa Clara; elle peut recevoir 60 malades; le nombre des lépreux qui y sont soignés varie entre 40 et 50, car il n'y a pas ici de loi sur la réclusion obligatoire des lépreux. L'autre léproserie est à la capitale, et se trouve située aujourd'hui au centre de cette belle ville où elle domine précisément la partie la plus jolie, la plus splendide et la plus saine, car le bâtiment vient couper la promenade et le parc récemment construits sur le littoral de la mer baignant la côte Nord-Ouest de La Havane.

Cette léproserie n'a de place que pour 120 malades, mais il s'y trouve parfois jusqu'à 140 lépreux. L'édifice ne remplit aucune des conditions nécessaires pour l'usage auquel il est destiné, il ne délivre pas la ville d'une contagion certaine ; il ne place pas non plus le pauvre malade dans des conditions hygiéniques convenables et il ne lui procure pas le moyen de mener une vie plus agréable et plus utile pour lui-même ; sans livres, sans ateliers, sans champs, sans terrains de sport ; des fenêtres et des terrasses de la léproserie, le malade voit comment La Havane s'amuse et il voit en même temps son corps s'ulcérer, se déformer et s'appauvrir ; résigné — d'une résignation incompréhensible — il souhaite la mort, seul remède à ses souffrances, car les médecins de cette léproserie ne veulent pas appliquer mon traitement.

La léproserie de Santa-Clara se trouve dans de meilleures conditions que celle de La Havane : hors de la ville, en plein champs, constamment baignée dans l'air, avec une grande cour centrale avec, tout autour, des terrains où le lépreux fait quelques cultures et élève des animaux de basse-cour. La vie est pour lui moins dure que pour ceux de ses semblables qui habitent la léproserie de La Havane. Il existait une troisième léproserie dans la province de Puerto Principe ; elle fut supprimée par le Gouvernement Américain lorsqu'il entreprit de réorganiser cette île.

Dans une conférence que j'ai faite à la ville de Santa Clara, en 1903, j'indiquais les renseignements statistiques et historiques suivants :

« A la léproserie de La Havane, il existe 124 lépreux (33 femmes, 86 hommes, 7 enfants des deux sexes) sur lesquels 30 % ne sont malades que depuis 4, 6 et 7 ans. A la léproserie de Santa Clara, il y a 48 lépreux (9 femmes, 37 hommes et 1 enfant), la proportion de ceux malades depuis 4, 6 et 7 ans est la même qu'à La Havane.

« Nous allons aussi énumérer les lépreux disséminés dans l'île, ceux que nous avons vus et ceux dont nous connaissons l'existence : dans la province de La Havane, 25; Pinar del Rio, 13; Matanzas, 14; Santa Clara, 8; Camagüey, 10; Santiago de Cuba, 19. En tout 258 pour une population d'un million et demi d'habitants, ce qui donne une moyenne de 1.06 pour 10.000 habitants. Ceci n'est que notre statistique personnelle, mais, par ce que l'on entend dire, on peut calculer le nombre des lépreux à 2.000.

« On ne peut guère dire quand l'épidémie a été plus grande, si c'est actuellement ou si c'est autrefois; il n'y a pas de statistique nous permettant d'établir la différence, mais, par les renseignements que nous avons, il semble qu'il y ait une augmentation.

« Dès l'abord, il est indiscutable que, dans la marche progressive du mal, la quantité importante d'enfants de moins de 14 ans atteints de lèpre, démontre sans aucun doute ni hésitation ce que je soutiens ; il est vrai que quelqu'un pourrait soulever l'objection que les hommes atteints depuis 4, 6 et 7 ans, d'après leurs dires, pourraient fort bien l'être depuis longtemps, le mal ayant pu sommeiller chez eux durant des années avant l'apparition de toute manifestation visible.

« Nous croyons que le danger en face duquel nous nous trouvons est très sérieux. Il ne faut pas nous négliger : le bacille producteur de la maladie peut acquérir un jour une virulence plus grande et faire alors un plus grand nombre de victimes; or, comme la biologie complète de ce micro-organisme nous est inconnue, nous ne pouvons pas apprécier s'il a ou non atteint son plus grand degré de virulence.

« Le meilleur remède à ce danger, c'est d'enfermer les malades, puisque le nombre en est relativement faible, tandis que ce nombre pourrait devenir si grand un jour prochain que la réclusion en serait alors impraticable, comme il arrive avec les tuberculeux.

« Bien entendu, la réclusion ne doit pas être la même pour tous; elle doit dépendre de la maladie et de la situation de l'individu.

« Et qu'on ne nous dise pas que les inégalités irritent : le lépreux qui doit travailler pour gagner sa vie, sème le bacille partout où il passe; il n'en est pas de même pour le lépreux qui a de quoi vivre et peut se soumettre aux exigences des lois sanitaires.

« D'après la tradition, on ne sait rien d'officiel à Cuba : la lèpre apparut dans la région de Camagüey au début du XVIIIe siècle. Elle y fut apportée par une famille espagnole et, peu d'années après, y fit des victimes parmi les habitants de cette région, lesquels n'avaient pas d'antécédents lépreux dans leur famille.

« Il n'est pas douteux que la lèpre ait commencé dans ladite région; il n'est pas douteux non plus qu'elle y fit de nombreuses victimes et cette assertion est prouvée par le fait que, dans la ville de Principe, chef-lieu de Camagüey, fut construite la première léproserie de Cuba, par initiative de particuliers charitables, alarmés par les progrès du mal.

« Beaucoup de lépreux, à la recherche d'un soulagement à leurs souffrances, allèrent à La Havane et, peu d'années après, commence le développement de la maladie dans cette ville, au point que, en 1864, également par initiative de particuliers, est établie une léproserie à La Havane. La lèpre s'acharne sur le Camagüey pendant plusieurs années; et, en 1869, année où éclate la révolution contre l'Espagne, révolution qui dura 10 ans, tous les habitants de Camagüey qui ne périrent pas sur les champs de bataille de « Cuba libre », émigrèrent à l'étranger ou vers d'autres régions de l'île, et les provinces voisines, Santiago de Cuba et Santa Clara, étant d'accès plus facile pour les pauvres, furent alors envahies par la lèpre.

« On peut suivre aisément la courbe que la tradition fixe à l'épidémie et on peut l'accepter comme exacte ».

Il doit en être ainsi, étant donné le caractère contagieux du mal qui nous occupe ; personne ne perdra son temps, certainement, à nier que la lèpre soit une maladie transmissible ; ce n'est pas un argument sérieux pour détruire la théorie de la transmission de la lèpre, de dire que l'on ignore encore le chemin que suit le bacille étiologique de la lèpre pour infecter l'homme sain.

Ici, à Cuba, les régions les plus gravement atteintes par la lèpre sont les plus pauvres, les plus misérables et les plus marécageuses; le nombre des cas a augmenté au moment de la guerre avec l'Espagne, ce fait étant dû à l'amoncellement, à la misère qu'amena la « reconcentración » et au mauvais état de nos rues, pleines de mares infectes et noirâtres, vrais nids à moustiques de toutes les espèces, et j'imagine, avec quelques preuves à l'appui, que cet agent joue un rôle important dans la propagation de la lèpre.

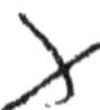

PARIS
IMPRIMERIE ED. DUBOIS & Cie
25, Rue des Grands-Augustins

www.ingramcontent.com/pod-product-compliance
Ingram Content Group UK Ltd.
Pitfield, Milton Keynes, MK11 3LW, UK
UKHW021107220726
13924UKWH00004B/1567

9 782019 251857